Dr.のための
相続・事業承継ガイドブック
今日から始めるハッピーリタイアの準備

著　益子良一　税理士法人コンフィアンス代表社員税理士
　　　　　　　専修大学法学部講師

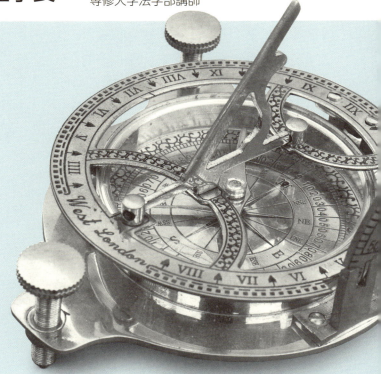

目次

第1章　医師にとって「相続」とはどういうものか

1 「財産」は時価で評価する ………………………………………… 2
2 課税される「相続財産」の範囲 ………………………………… 12
3 医師が財産を残すために気をつけなければならないこと …… 18

第2章　今日から始めるハッピーリタイアの準備

1 勤務医時代から退職後の生活設計を考える ……………………… 28
2 開業医は共済・保険で引退後の生活に備えを ………………… 30
3 定年後に開業を考える場合 ………………………………………… 38
4 今日からできる相続税対策 ………………………………………… 54
5 相続でもめない遺言書のつくり方 ………………………………… 60
6 納税資金の準備は「いつ頃から」「どうやって」進めるか … 64
7 納税資金が足りなくなったら「延納」「物納」制度が利用できる ………………………………………………………………… 70
8 後継者の育成はいつから考えるべきか …………………………… 76
9 いつ相続する立場になってもいいように、バトンを受け取る側も準備が必要 ……………………………………………… 80

第3章 個人開業医の相続・承継

1. 医療機関の引き継ぎには必ず「課税関係」が生じる 90
2. 自宅兼診療所と自宅外開業、それぞれの相続・承継のポイント 92
3. 医療法人化のメリット／デメリット 96
4. 閉院に向けた整理には何が必要か 102
5. 記録の保存はどこまですべきか 110
6. 兄弟が何人もいる場合の相続の考え方 114

第4章 医療法人の相続・承継

1. 個人開業医の相続・承継と何が違うのか 118
2. 持分あり医療法人の財産はどう評価される？ 120
3. 相続税対策としての持分なし医療法人への移行は本当に得なのか 124
4. 認定医療法人とは何か 126
5. 認定医療法人制度活用のための対策と注意点 130
6. 含み財産がある場合の対策と注意点 136
7. 医療法人を譲り渡す場合の対策と注意点 140
8. 医療法人を解散する場合の対策と注意点 144

索引 146

はじめに

　私は税理士として、開業医や勤務医の先生方の税務申告、また医療法人等法人形態の税務申告に携わっていますが、このところ相続や事業承継に係わる税務相談が増えてきています。

　そのような税務相談が増えてきた理由の一つとして、これまで地域医療を支えてきた世代の先生方がリタイアを考える年代になってきたということです。

　もう一つの理由として、相続税法の改正により、相続税の基礎控除額が6割に引き下げられ、また相続税の税率が引き上げられたことも影響しています。

　金融機関などは、それらの状況を一つのビジネスチャンスと捉え、財産の内容を先生から聞き出すことで相続税の試算をし、相続税対策としてこういう金融商品があると勧めたりするようなビジネスを行っています。また、その中の一つとして遺言書の作成を勧める場合もあります。

　本書は、事業承継や相続税対策を考えるための入門書という位置づけで作成しています。

　4章から成り立っており、1章では「医師にとって相続とはどういうものか」と、相続の概論を述べています。

　2章は、「今日から始めるハッピーリタイアの準備」として、勤務医も含めてハッピーリタイアに向けての留意点を述べています。

　開業医や勤務医等個人形態と、医療法人等法人形態における事業承継と相続の違いについて、3章と4章に分けて述べています。

　本書が、事業承継を円滑に行いハッピーリタイアすることを考えている先生方や、ご自分の相続について考えている先生方の入門書として役立って頂ければ幸いです。

2016年7月

益子良一

第1章

医師にとって「相続」とはどういうものか

1 「財産」は時価で評価する

> **Point**
> ■ 相続や贈与により取得した財産は時価で評価する。
> ■ 土地は路線価等に応じて評価が変わり、備品等は取得時の中古市場の相場等が参考とされる。

　医師に限らず相続、遺贈または贈与により取得した財産は、原則として、その財産取得のときの時価で評価します。

　相続税や贈与税の申告を行うにあたり、具体的には財産評価基本通達があり、それに基づいて相続財産等の評価を行います。

　財産評価基本通達では、「時価の意義」として、「課税時期（相続や遺贈若しくは贈与により財産を取得した日、または相続税法の規定により相続等により取得したものとみなされた財産のその取得の日）において、それぞれの財産の現況に応じ、不特定多数の当事者間で自由な取引が行われる場合に通常成立すると認められる価額をいい、その価額は、この通達の定めによって評価した価額による」とし、「財産の評価」として、「財産の評価にあたっては、その財産の価額に影響を及ぼすべきすべての事情を考慮する」としています。

　相続税等の申告にあたり、主な財産の評価は次のように行います。

(1) 土地

　診療所や自宅の敷地など宅地の評価方法として、①路線価方式と②倍率方式という2つの方法があります。

❶ 路線価方式

　路線価方式の路線価とは、道路に面する標準的な宅地1m² 当たりの価額をいい、**路線価で評価することが定められた地域**をいいます。

　実際の宅地の評価にあたっては、原則として、路線価をその宅地の形状等に応じた調整率で補正した後、その宅地の面積を乗じて計算します（図1）。

　調整率については、「奥行価格補正率」、「側方路線影響加算率」などがあります。

　実際の評価では、整形な土地は少ないので、「不整形地の評価」が行われています。

| Web検索キーワード | 路線価 | 検索 |

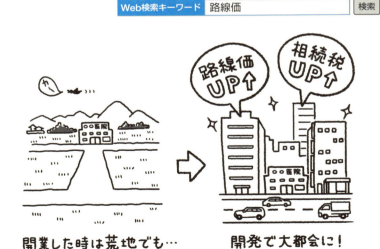

図1 路線価方式による評価

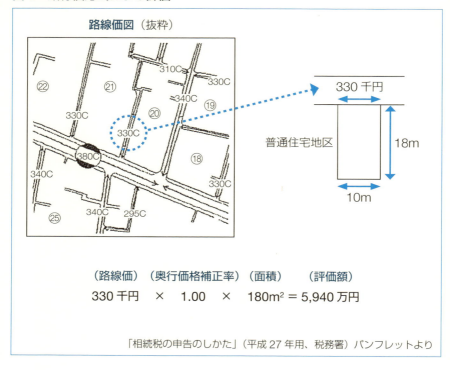

「相続税の申告のしかた」(平成27年用、税務署) パンフレットより

❷ 倍率方式

　　路線価が定められていない地域の評価方法で、宅地の価額は、原則として、その宅地の固定資産税評価額に、評価倍率表で定められた一定の倍率を乗じて計算します（図2）。

　　なお、評価倍率表の「固定資産税評価額に乗ずる倍率等」欄に、「路線」と表示されている地域については、路線価方式により評価を行います。

図2 倍率方式による評価

評価倍率表（抜粋）

固定資産税評価額に乗ずる倍率等						
宅地	田	畑	山林	原野	牧場	池沼
倍	倍	倍	倍	倍	倍	倍
路線	比準	比準	比準	比準		
路線	比準	比準	比準	比準		
1.1	純13	純22				
1.1	純11	純16	純19	純20		

（固定資産税評価額）　（倍率）　（評価額）
1,000万円　×　1.1 ＝　1,100万円

（注）評価倍率表の「固定資産税評価額に乗ずる倍率等」欄に「路線」と表示されている地域については、路線価方式により評価を行います。

「相続税の申告のしかた」（平成27年用、税務署）パンフレットより

- 路線価や倍率表は、毎年7月上旬頃国税庁から公表されます。
- 居住用宅地や事業用宅地については、評価にあたり「小規模宅地等の特例」が設けられています。

Web検索キーワード　評価倍率表　検索

(2) 借地権等

自宅や診療所等の土地が借地等であった場合は、原則として、**表1**のように評価します。

表1　借地権等の評価

借地権	路線価又は倍率方式により評価した価額に借地権割合を乗じて算出
定期借地権	相続開始時に借地権者に帰属する経済的利益及びその存続期間を基に算出
貸宅地	路線価方式又は倍率方式により評価した価額から、借地権、定期借地権等の価額を差し引いて算出
貸家建付地	路線価方式又は倍率方式により評価した価額から、借家人の有する敷地に対する権利の価額を差し引いて算出

(3) 家屋

家屋を診療所等事業で使っている場合は、取得した価額をもとに毎年減価償却を行い、その残りの金額を未償却残高として計上しています。しかし、相続税や贈与税の申告を行う場合の家屋の価額は、その家屋の固定資産税評価額で評価します。

■■……（4） 診療所で使用する事業用の自動車・備品等

「一般動産」について国税庁の財産評価基本通達では、次のように評価するとしています。

> 一般動産の価額は、原則として、売買実例価額、精通者意見価格等を参酌して評価する。ただし、売買実例価額、精通者意見価格等が明らかでない動産については、その動産と同種及び同規格の新品の課税時期における小売価格から、その動産の製造の時から課税時期までの期間（その期間に1年未満の端数があるときは、その端数を1年とする）の償却費の額の合計額又は減価の額を控除した金額によって評価する。

▶ この「ただし書き」でいう、償却費の額を計算する場合の耐用年数は、「耐用年数省令に規定する耐用年数」のことで、償却方法は、定率法によるとされています。

| Web検索キーワード | 定率法 | 検索 |

■ 売買実例価額と精通者意見価額

「売買実例価額」とは、実際にその品物を売買するときの価格のことで、相続時の中古市場の相場をイメージしてもらうとわかりやすいと思います。「精通者意見価格」とは専門家に意見を聞いて決定する価額をいいます。

医療機器をはじめとして備品等を処分する場合、処分費用を負担させられるのが通例です。診療所で使用する事業用の車両運搬具や医療機器など「器具及び備品」については、減価償却資産として計上していますので、その資産の未償却残高の価額で評価して差し支えないと考えます。

(5) 預貯金

普通預金等は相続開始日現在の預入残高です。ただし定期預金や定額郵便貯金等については、預入残高と相続開始の日において解約するとした場合に支払を受けることができる既経過利子の額との合計額により評価します。なお、その場合の既経過利子の額は、源泉徴収されるべき税額を差し引いた金額となります。

(6) 上場株式

次の①～④の価額のうち、最も低い価額によります。
①相続開始日の終値
②相続開始があった月の毎日の終値の月平均額
③相続開始があった月の前月の毎日の終値の月平均額
④相続開始があった月の前々月の毎日の終値の月平均額

▶ 月平均額は各証券取引所のホームページに「月間相場表」として公表されています。

Web検索キーワード	月間相場表	検索

(7) 取引相場のない株式や出資金

　その会社の規模の大小、株主の態様、資産の割合などに応じて、次の①～④の方式により評価します。具体的には、「取引相場のない株式（出資）の評価明細書」を使って評価を行います。

①純資産価額方式……主に規模の小さな会社（小会社）の株式を評価する方式で、課税のタイミングで会社を解散したと仮定した場合に、会社の持つ純資産（負債等も含む）の総額によって株式の価値を評価します。

②類似業種比準方式……主に規模の大きな会社（大会社）の株式を評価する方式で、類似業種の株価、1株当たりの配当金額、年利益金額、純資産価額（帳簿価額によって計算した金額）をもとに、下の計算式で株式の価値を算出します。ただし、納税者の選択により①によって評価することもできます。

$$A \times \left(\frac{\frac{Ⓒ}{C} \times 3 + \frac{Ⓓ}{D}}{4} \right) \times 0.7$$

A：類似業種の株価
Ⓒ：評価会社の1株当たりの利益金額
Ⓓ：評価会社の1株当たりの純資産価額（帳簿価額によって計算した金額）
C：課税時期の属する年の類似業種の1株当たりの年利益金額
D：課税時期の属する年の類似業種の1株当たりの純資産価額（帳簿価額によって計算した金額）

③①と②の併用方式……主に中規模の会社（中会社）の株式を評価する方式で、会社に規模等に応じた割合で①と②の計算式が併用されます。

④配当還元方式……同族株主以外が取得した株式（友人の会社の株式を取得した場合など）に適用される評価方式で、その株式による年配当額に応じた計算式で株式の価値を算出します。

※評価額が①～③の場合より高額となる場合は、①～③の評価が優先されます。

……（8） その他

❶ 家財

類似品の中古の売買実例価額等を参考にして評価します。

❷ 電話加入権

国税庁ホームページ（路線価図などと同じページ）で確認することができる「標準価額」により評価します。

❸ 書画・骨董等

原則として、類似品の売買実例価額や精通者意見価格などを参考にして評価します。

❹ 田畑・山林等

固定資産税評価額に「評価倍率表」に定めた一定の倍率を乗じて算出します。ただし、**市街地にある田畑や山林については、付近の宅地の価額に比準して計算する場合もあるので注意が必要**です。

❺ 森林の流木

国税庁ホームページで確認することができる樹種、樹齢別に定めて

いる「標準価額」をもとに評価します。

表2　相続・贈与時の財産評価方法のまとめ

土地	①路線価方式で評価 ②倍率方式で評価（路線価が定められていない場合）
借地権等	表1参照
家屋	固定資産税評価額により評価
診療所で使用する事業用の自動車・備品等	減価償却資産として計上している器具・備品は、その資産の未償却残高の価額で評価
預貯金	相続開始日の預入残高※定期預金などは相続開始日に解約するとした場合の利子等を加えて評価
上場株式	①相続開始日の終値 ②相続開始月の終値の月平均額 ③相続開始月の前月の終値の月平均額 ④相続開始月の前々月の終値の月平均額 のうち最も低い価額
取引相場のない株式や出資金	①親族等の会社の株式の場合は原則「純資産価額方式」「類似業種比準方式」等により評価 ②①以外の場合は配当還元方式等により評価※①より高額となる場合には①が優先
家財	類似品の中古売買価額等を参考に評価
電話加入権	国税庁が公表する「標準価額」により評価
書画・骨董等	売買実例価額や精通者意見価格により評価
田畑・山林等	固定資産税評価額に評価倍率（図2参照）を乗じて評価 ※市街地にある場合は付近の宅地の価額に比準して算出する場合もあることに注意
森林の流木	樹種・樹齢別の標準価額で評価

2 課税される「相続財産」の範囲

Point
- 海外にある財産も課税対象となる。
- 贈与税の暦年課税適用財産も3年以内は課税対象となる。
- 葬式費用、墓地や墓碑、仏壇、仏具等は非課税。

　相続税の課税対象となる相続財産は、
（1）被相続人が亡くなったときに所有していた財産
（2）みなし相続財産
（3）被相続人から取得した相続時精算課税適用財産
（4）被相続人から相続開始前3年以内に取得した暦年課税適用財産
です。**墓地や墓碑、仏壇や仏具等は非課税財産**となり、相続税はかかりません。

　また被相続人の債務は、相続財産の価額から差し引かれますし、被相続人の葬式に際して相続人が負担した費用も、相続財産の価額から差し引かれます。

（1）被相続人が亡くなったときに所有していた財産

　本来の相続財産で、土地や建物、事業用資産、株式や公社債などの有価証券、預貯金、現金、電話加入権、貴金属、宝石、書画骨董、家庭用動産など、金銭に見積もることができるすべての財産が相続財産となります。当然のことながら、**日本国内だけでなく海外にある財産も相続財産に含まれます**。

(2) みなし相続財産

被相続人の死亡に伴い、被相続人が負担した保険料に対応する死亡保険金等や生命保険契約に関する権利、死亡退職金等などが、相続によって取得したものとみなされます。

生命保険契約に関する権利とは、被相続人が保険料を負担し、被相続人以外の人が契約者となっている生命保険契約で、相続開始時において、まだ保険金の支払事由が発生していないものをいいます。

なお、**死亡保険金等および死亡退職金等のうち一部は非課税財産**となります（表3）。

表3　非課税限度額

死亡保険金等の一部	（500万円×法定相続人の数）× その相続人の受け取った保険金の合計額 / 相続人全員の受け取った保険金の合計額
死亡退職金等の一部	（500万円×法定相続人の数）× その相続人が支給を受けた退職手当金等の合計額 / 相続人全員が支給を受けた退職手当金等の合計額

(3) 相続時精算課税適用財産

被相続人から生前に贈与を受け、その際に**相続時精算課税制度の適用を受けていた場合、その財産が相続財産となります。その場合の財産の価額は、相続開始のときの価額ではなく贈与のときの価額で評価**します。

■■……（4） 相続開始前 3 年以内に取得した暦年課税適用財産

　被相続人から相続などにより財産を取得した場合、**被相続人が亡くなる前 3 年以内に被相続人から贈与を受けた暦年課税適用財産も相続財産**に含まれます。その場合、**相続財産とする価額は相続開始時の価額ではなく、贈与時の価額**となります。ただし、被相続人から暦年課税に係る贈与により取得した財産であっても、特定贈与財産に該当する部分の価額は、相続財産の範囲から外れます。

▶ 特定贈与財産とは、贈与のときに被相続人との婚姻期間が 20 年以上である配偶者が、贈与により取得した居住用不動産または金銭をいいます。

■■……（5） 相続時精算課税と暦年課税

　財産の贈与を受けた人は、通常、暦年課税で申告を行いますが、相続時精算課税を選択することもできます。

　相続時精算課税と暦年課税を整理すると、**図 3** のようになります。

図3　相続時精算課税と暦年課税

相続時精算課税を選択できる場合（年齢は贈与の年の1月1日現在のもの）
- 財産を贈与した人 → 60歳以上の父母又は祖父母
（贈与者）　　　　　（住宅取得等資金の贈与の場合には特例があります。）
- 財産の贈与を受けた人 → 20歳以上の者のうち、贈与者の推定相続人である子又は孫
（受贈者）

（相続時精算課税を）

（選択する）

相続時精算課税

[贈与税]
（1）贈与財産の価額から控除する金額
　　　特別控除額
　　　2,500万円
　　※前年までに特別控除額を使用した場合には、2,500万円から既に使用した額を控除した金額が特別控除額となる
（2）税額
　　　特別控除額を超えた部分に対して一律20%の税率で計算

（相続時に精算）

[相続税]
　贈与者が亡くなった時の相続税の計算上、相続財産の価額に相続時精算課税を適用した贈与財産の価額（贈与時の価額）を加算して相続税額を計算する。
　その際、既に支払った贈与税相当額を相続税額から控除する。控除しきれない金額は還付を受けることができる。

（選択しない）

暦年課税

[贈与税]
（1）贈与財産の価額から控除する金額
　　　基礎控除額
　　　毎年110万円

（2）税額
　　　課税価格に応じ贈与税の
　　　速算表（表4）で計算

[相続税]
　贈与者が亡くなった時の相続税の計算上、原則として、相続財産の価額に贈与財産の価額を加算する必要はない。
　ただし、相続又は遺贈により財産を取得した者が、相続開始前3年以内に贈与を受けた財産の価額（贈与時の価格）は加算しなければならない。

（「参考相続時精算課税制度のあらまし」国税庁HPタックスアンサーより）

表4 贈与税の速算表

【一般贈与財産用】（一般税率）

「特例贈与財産用」に該当しない場合の贈与税の計算に使用（兄弟間の贈与、夫婦間の贈与、親から子への贈与で子が未成年者の場合など）

基礎控除後の課税価格	200万円以下	300万円以下	400万円以下	600万円以下	1,000万円以下	1,500万円以下	3,000万円以下	3,000万円超
税　率	10%	15%	20%	30%	40%	45%	50%	55%
控除額	−	10万円	25万円	65万円	125万円	175万円	250万円	400万円

【特例贈与財産用】（特例税率）

直系尊属（祖父母や父母など）から、その年の1月1日において20歳以上の者（子・孫など）※への贈与税の計算に使用

※「その年の1月1日において20歳以上の者（子・孫など）」とは、贈与を受けた年の1月1日現在で20歳以上の直系卑属のこと（祖父から孫への贈与、父から子への贈与など）

基礎控除後の課税価格	200万円以下	400万円以下	600万円以下	1,000万円以下	1,500万円以下	3,000万円以下	4,500万円以下	4,500万円超
税　率	10%	15%	20%	30%	40%	45%	50%	55%
控除額	−	10万円	30万円	90万円	190万円	265万円	415万円	640万円

相続時精算課税で気をつける点は、**相続財産に加算する価額は、相続時精算課税を適用した贈与時の価額で評価される**という点です。相続時点で贈与された物件の時価がその後値上がりしていれば有利に働きますが、下落していますと高い相続税を払うこととなります。

　また、**相続時精算課税を選択しますと、暦年課税に戻れません**ので慎重に検討する必要があります。

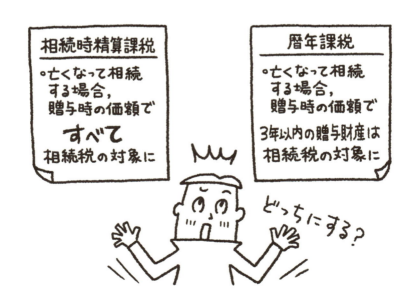

3 医師が財産を残すために気をつけなければならないこと

> **Point**
> - 相続税法改正で課税対象が拡大。
> - 相続税の試算のために財産総額の把握が不可欠だが、相談先の選定は慎重に。
> - 資産税に明るい税理士を見つけ、依頼すべき。

　相続税法が改正されて、従来は「5,000万円＋1,000万円×法定相続人の数」であった基礎控除が4割引き下げられて「3,000万円＋600万円×法定相続人の数」となり、課税対象が広がっています。

　配偶者と子ども2人が相続人の場合でみてみましょう（図4）。

　相続税法改正前は、相続人が3人いる場合、相続財産が8,000万円（5,000万円＋1,000万円×3人）までは、相続税の申告は必要ありませんでした。しかし相続税法の改正により基礎控除が引き下げられたことによって、相続財産が4,800万円（3,000万円＋600万円×3人）以上ありますと、相続税の課税対象となり、相続税の申告をする必要が出てきます。

　相続税法の改正を1つのビジネスチャンスと捉えて、金融機関を含めいろいろなところが相続税対策の売り込みを行っています。また相続税法の改正がなかったとしても、還暦を迎える50歳代後半や60歳代、喜寿を迎える70歳代になりますと、自分の集大成となる個人財産を次の世代にどう継承していくか考えはじめます。

　医師である個人が、財産を残し次世代に引き継がせるために気をつ

図4　基礎控除引き下げの影響

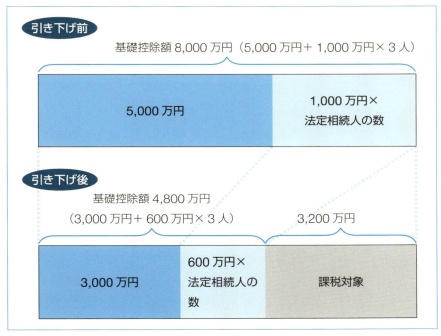

けを点をいくつか考えてみましょう。

■■……（1）　財産の総額を把握する

　まずは、**自分の財産がどのくらいあるか把握する必要があります。**
　財産の把握にあたり、いろいろな金融機関やコンサルタント会社などが売り込みをかけてきています。
　しかし、今までご自分と取引関係がある銀行だから、その銀行の紹介したところだから、あるいは大手のコンサルタント会社だから安心と考えるのは早計です。**自分の財産がいくらあるか情報を提供する以上、慎重に対応していく必要があります。**

その点税理士は、税務申告等を通して先生方の所得を把握していますので、**開業医の先生で長く付き合っている税理士がいたら、まずはその税理士に相談するのがよい**と考えます。ただし**税理士でも得意分野があります**。

資産税に明るく、**相続税対策を含めて親身にアドバイスしてもらえる税理士かを見極めて相談する必要があります**。

財産をある程度把握できたら、その財産に対しどの程度の相続税がかかるのか試算することができます。

……（2） 実際に相続税対策を考えるときのポイント

その上で個人の財産を残すための相続税対策を考える必要があります。

具体的な方法として、暦年課税による贈与税制度の利用（☞55ページ）や、30歳未満の子どもや孫への1,500万円までの教育資金の贈与信託制度の利用（☞56ページ）が考えられます。

そのほか1,000万円まで非課税で贈与できる**「結婚子育て信託」**（☞21ページ解説）**もありますが、信託の途中で信託した先生が死亡した場合、残った信託財産は相続財産に組み込まれてしまうことから、あまりメリットはないといえます。**

結婚子育て信託

　20歳以上50歳未満の者の結婚・子育て資金の支払いに充てるために、祖父母や父母など直系尊属が金銭等を拠出し、信託銀行を含む金融機関や銀行、または金融商品取引業者に信託等をした場合には、受贈者1人につき1,000万円までの金額について贈与税が課されません。なお、結婚に際して支出する費用は300万円が限度です。

　拠出期間は、2015（平成27）年4月1日から2019（平成31）年3月31日までの間に拠出されるものに限り、次に掲げる費用に充てるための金銭をいいます。

①結婚披露を含む結婚に際して支出する婚礼に要する費用、住居に要する費用および引越に要する費用のうち一定のもの
②妊娠に要する費用、出産に要する費用、子どもの医療費および子どもの保育料のうち一定のもの

　この特例の適用を受けるためには、適用を受けようとする旨等を記載した非課税申告書を、金融機関を経由して受贈者の納税地の所轄税務署長に提出する必要があります。その資金を払い出す場合は、その払い出した金銭を結婚・子育て資金の支払いに充てたことを証する書類を金融機関に提出する必要があります。金融機関には、提出された書類により払い出された金銭が結婚・子育て資金の支払いに充てられたことを確認する義務がありますので、払い出しをめぐりトラブルが生じる可能性があります。

　結婚・子育て資金管理契約は、
①受贈者が50歳に達した場合
②受贈者が死亡した場合
③信託財産等の価額が0円となった場合において、終了の合意があったときに終了します。

　なお、①と③の場合で残額があるときは、これらの事由に該当した日にその残額の贈与があったものとして受贈者に贈与税が課されます。**贈与者が死亡した場合には、その死亡の日における残額について、受贈者が贈与者から相続または遺贈により取得したものとみ**

> なして、その贈与者の死亡に係る相続税の課税価格に加算します。ただしその残額に対応する相続税額について、相続税額の2割加算の対象とはされません。
> 　もともと結婚や子育ての費用は贈与税が非課税とされていますので、あえてこの特例制度を利用する必要があるかは疑問です。

　また未成年を対象とした「ジュニアNISA」もスタートしています。ジュニアNISAは、未成年者口座で支払いを受ける上場株式等の配当やその期間内に譲渡した上場株式等の譲渡所得などについて非課税としています（☞24ページ解説）。

　非課税管理勘定には投資した年から5年間、毎年80万円を上限に、新たに取得した上場株式等を受け入れることができます。

　しかし株式投資は、値上がりすることもあれば値下がりすることもあります。投資した株式が値下がりしますと、贈与した金額が目減りすることとなり、あまりお勧めできる方法とはいえません。

　信託銀行など金融機関は、よく遺言信託を勧めてきます。遺言信託とは、遺言の相談、遺言書の作成、保管、執行までの相続に関する総合的な管理を行う業務をいいます。遺言書作成費用、遺言書保管料、遺言書変更時の変更手数料、遺言執行時の執行報酬（最低でも100万円以上）がかかります。

　特に親の死亡後、相続する配偶者や子どもたちがその遺言書の存在を初めて知って、相続を契機に相続人間の関係がうまくいかなくなってしまったという例も散見します。

　また信託銀行など金融機関に財産を知られますと、投資信託をはじめとした金融商品の売り込み、生命保険の勧誘なども出てくる可能性

があります。

　個人の財産を目減りすることなく残すためには、まずは自分がお願いしている税理士に相談する、仮にいない場合は、仲間の先生方と会うような機会を捉えて税理士等の評判を聞くなどして**情報を収集する必要があります。**

▶ **一番肝心なことは、資産税に明るく相続税対策を含めて親身になってアドバイスしてもらえる税理士を見つけることでしょう。**

ジュニアNISA

「未成年者口座内の少額上場株式等に係る配当所得及び譲渡所得等の非課税措置」のことを「ジュニアNISA」といいます。
制度の概要などは次の通りです。

<- 非課税期間　最長5年間 ->

	平成	28年（13歳）	29年（14歳）	30年（15歳）	31年（16歳）	32年（17歳）
非課税管理勘定						
未成年者口座	平成28年分（13歳）	1年目 80万円	2年目	3年目	4年目	5年目
	平成29年分（14歳）		80万円			
	平成30年分（15歳）			80万円		
	平成31年分（16歳）				80万円	
	平成32年分（17歳）					80万円
	平成33年分（18歳）		譲渡代金配当等		再投資が可能	
	平成34年分（19歳）					
非課税口座（NISA口座）	平成35年分（20歳）					

課税未成年者口座（上場株式等・預貯金等）

非課税対象	未成年者口座内の少額上場株式等の配当等、譲渡益
開設者（対象者）	口座開設の年の1月1日において20歳未満又はその年に出生した居住者等
口座開設可能期間	平成28年4月1日から平成35年12月31日までの8年間（口座開設の申込みは平成28年1月から可）
金融商品取引業者等の変更	変更不可（1人につき1口座のみ）
非課税投資額	1非課税管理勘定における投資額（①新規投資額及び②継続適用する上場株式等の移管された日における終値に相当する金額の合計額）は80万円を上限（未使用枠は翌年以後繰越不可）
非課税期間	最長5年間、途中売却可（ただし、売却部分の枠は再利用不可）
非課税投資総額	最大400万円（80万円×5年間）
払出制限	その年の3月31日において18歳である年（基準年）の前年12月31日までは、原則として未成年者口座及び課税未成年者口座からの払出しは不可

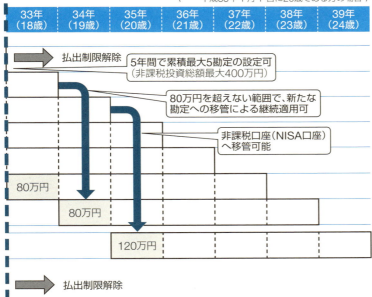

（国税庁、ジュニアNISAパンフレットより）

　なお、その開設者が18歳未満のとき、「未成年者口座」や「課税未成年者口座」からその口座内にある金銭を引き出すことはできないという払出制限があります。すなわち、**その口座内にある金銭を自由に使うことができなくなります**。

　また、**一回決めた金融商品取引業者の変更は認められていません**ので、注意が必要です。

第 **2** 章

今日から始める
ハッピーリタイアの
準備

1　勤務医時代から退職後の生活設計を考える

　病院や診療所に勤める勤務医は、通常定年があります。定年により仕事を終える場合と、定年後も再雇用やアルバイトとして勤務医を続ける場合があります。

　定年により年収が減ったとしても日常生活は続き、ハッピーリタイアするためには、定年前に定年後の生活設計を行っておく必要があります。

　退職しますと、退職金が支給されるのが通例です。退職金が支給された場合は退職所得となり課税対象になりますが、退職所得控除額があります。

　退職による所得は、**勤務医でも特定役員に対する退職金か否かで計算方法が異なります。**

　「特定役員退職手当等」とは、退職手当等のうち、役員等の勤続年数が5年以下である者が、退職手当等の支払をする者から役員等の勤続年数に対応するものとして支払を受けるものをいいます。

1. 一般退職手当等が支給された場合

    （一般退職手当等の収入金額－退職所得控除額）× $\frac{1}{2}$

2. 特定役員退職手当等が支給される場合

    特定役員退職手当等の収入金額－退職所得控除額

3. 一般退職手当等と特定役員退職手当等の両方が支給される場合

    ［一般退職手当等の収入金額

    　－（退職所得控除額－特定役員退職所得控除額 A）］

    × $\frac{1}{2}$ ＋（特定役員退職手当等の収入金額－ A）

注)「一般退職手当等」とは、「特定役員退職手当等」以外の退職手当等をいいます。

退職所得控除額は、次のように計算します。

1. 退職所得控除額
    (1) 通常の退職の場合
        ①勤続年数が20年以下の場合
            40万円×勤続年数
            (計算した金額が80万円に満たない場合は80万円)
        ②勤続年数が20年を超える場合
            70万円×(勤続年数－20年)＋800万円
    (2) 障害者になったことに直接基因して退職した場合
        (1)により計算した金額＋100万円
2. 特定役員退職所得控除額
    40万円×(特定役員等勤続年数－重複勤続年数)＋20万円×重複勤続年数

退職所得について**「退職所得の受給に関する申告書」を勤務先に提出したときは、他の所得と合算しないで源泉徴収された金額によって課税関係が終了します。**しかし、**定年後に開業して事業所得がマイナスになった場合は、確定申告することにより、退職所得で支払った源泉徴収税額の還付を受けることができます。**

長年勤務医を続けていて定年により完全にリタイアする先生もいますが、定年後、雇用延長等をして勤務医を続ける先生もいます。

定年後も勤務医を続ける場合は、給与所得者として従来のように源泉徴収されます。

2　開業医は共済・保険で引退後の生活に備えを

> **Point**
> - 定年のない開業医は「働けなくなった」ときに備えた自衛策が重要。
> - 生命保険は受取人によって税務上の扱いが変わるため、誰に残すかを慎重に決めるべき。

　開業医に定年はありません。しかし将来ハッピーリタイアすること、あるいは働けなくなったときのことに備えて、その対策を考えておく必要があります。

　ハッピーリタイアするためには、最低限、次のような対策が必要です。

(1)「小規模企業共済」への加入

　小規模事業者のための退職金共済制度として「小規模企業共済」があります。これは、国が全額出資する独立行政法人中小企業基盤整備機構が運営していて、個人の開業医の先生であれば加入できます。

　小規模企業共済は、廃業時に共済金を、一括または分割（10年・15年）して、または一括と分割の併用という方法で受け取ることができます。

　税法上、共済金を一括で受け取る場合は、退職所得扱いになって退職所得控除（表1）を受けられ、また分割で受け取る場合は、公的年金等の雑所得扱い（表2）となります。

表1 ①退職所得控除額（通常の退職の場合）

勤続年数（掛け金）が20年以下	40万円×勤続年数（最低80万円）
勤続年数（掛け金）が20年超	70万円×（勤続年数－20年）＋800万円

表2 公的年金等控除額

年齢	その年中の公的年金等の収入金額A	公的年金等控除額
65歳未満	130万円未満	70万円
	130万円以上410万円未満	A×25%＋37万5千円
	410万円以上770万円未満	A×15%＋78万5千円
	770万円以上	A×5%＋155万5千円
65歳以上	330万円未満	120万円
	330万円以上410万円未満	A×25%＋37万5千円
	410万円以上770万円未満	A×15%＋78万5千円
	770万円以上	A×5%＋155万5千円

　また**納めた掛け金は、全額が所得控除の対象となります。掛け金は、月額1千円から7万円の範囲（5百円単位）で自由に設定できます**ので、最高額の7万円の場合は、年間84万円の所得控除が受けられます。

　また**診療所で働いている配偶者や子どもなど事業専従者についても、共同経営者として加入することができます。**

■……(2)「国民年金基金」への加入

　個人の開業医の先生が医療機関として厚生年金に加入したとしても、自分自身は厚生年金に加入できません。過去の勤務では厚生年金に入っていたとしても、個人として診療所を開業すると国民年金に切り替わります。しかし、**国民年金の年金額だけでは生活が成り立たないのが現実**です。

　国民年金に加入する開業医の先生と、厚生年金に加入する給与所得者との年金額の差を解消するために、国民年金に上乗せする「国民年金基金」制度があります。

　国民年金基金には、終身年金（A 型と B 型）と確定年金（I 型から V 型）があります（図1）。

図1　国民年金基金の概容

[終身年金]

A型 65歳支給開始 終身年金（15年間保証）	**B型** 65歳支給開始 終身年金（保証期間なし）

[確定年金]

I型 65歳支給開始 15年確定年金（15年間保証）	**II型** 65歳支給開始 10年確定年金（10年間保証）
III型 60歳支給開始 15年確定年金（15年間保証）	**IV型** 60歳支給開始 10年確定年金（10年間保証）
V型 60歳支給開始 5年確定年金（5年間保証）	

終身年金のA型は15年保障付きの終身年金で、B型は掛け金が安い保障なしの終身年金です。また、確定年金Ⅰ型は65歳から15年間、Ⅱ型は10年間受け取る確定年金です。そして60歳から、Ⅲ型は15年間、Ⅳ型は10年間、Ⅴ型は5年間受け取ることができる確定年金です。

　受け取った年金は、公的年金等として雑所得扱いとなります。

　また掛け金は、社会保険料控除の適用を受けることができ、確定申告書に社会保険料控除証明書等を添付する必要があります。

　掛け金の上限は、月額68,000円ですので、その範囲内で、自分に合ったタイプの組み合わせをする必要があります。

　国民年金基金には、配偶者も20歳以上60歳未満で国民年金の保険料を払っていれば加入できますので、配偶者も含めて加入するかを検討する必要があります。国民年金基金は、「地域型」と「職能型」があり、**医師会等に入っていない場合は、都道府県で設立された地域型基金に入れます。**

　所得金額を2,000万円として、小規模共済制度だけに加入した場合（表3②）と、国民年金基金にも加入した場合（表3③）で、どれだけ節税になるかみてみましょう。

表3 税額の比較計算（単位＝円）

	①加入前	②小規模共済制度に加入	③小規模共済制度＋国民年金基金に加入
所得金額	20,000,000	20,000,000	20,000,000
所得控除	2,000,000	2,000,000	2,000,000
小規模企業共済	—	840,000	840,000
国民年金基金	—	—	816,000
所得控除計	2,000,000	2,840,000	3,656,000
課税所得金額	18,000,000	17,160,000	16,344,000
同上の税額	4,404,000	4,126,800	3,857,500（100円未満切捨て）
節税額	—	(①−②) 277,200	(①−③) 546,500

＊復興特別所得税は考慮していません。
　小規模企業共済および国民年金基金の掛け金は、最高額で計算しています。

（3）「保険医休業保障共済保険」への加入

　先生自身が急な病気やケガで休まざるをえなくなったとき、安心して療養に専念できるよう金銭的な手当を健康なときにしておく必要があります。
　休業保障保険の1つとして、非営利型一般社団法人全国保険医休業保障共済会（全国保険医団体連合会会長が代表理事）が行っている

「保険医休業保障共済保険」という、医師や歯科医師自らがつくり運営する会員相互の助け合い制度の保険があります。

1口の掛け金額や加入時の掛け金が、満期まで変わりませんし、また傷病給付の有無にかかわらず加入者全員に脱退給付金が支払われますので、掛け捨てでない制度となっていて、勤務医も3口まで入れます。

この**保険医休業保障共済保険は、各地域にある「保険医協会」を通して加入でき、税務上の取り扱いは 表4のようになります。**

表4　保険医休業保障共済保険の税務上の取り扱い

給付金の種類		受取人	
		保険契約者（＝被保険者）	所定の受取人
傷病休業給付金		非課税	—
入院給付金非課税			
長期療養給付金			
弔意給付金		—	一時所得
高度障害給付金		非課税	—
脱退給付金	①脱退または減口	一時所得	—
	②満期		
	③死亡	—	一時所得
	④高度障害	非課税	—

■■……（4） 生命保険への加入

長い人生の中では、何が起きるかわかりません。そこで最悪の事態について備えておく必要があります。

生命保険は、自分の身に何かあったときにあわてないための備えですので、自分のライフスタイルに沿って加入する必要があります。

子どもが小さいのか成人に達しているのか、また死亡により診療所を閉めざるをえなくなったとき、閉めるための費用や残された家族の生活はどうするかなどを勘案して保障額を決める必要があります。

生命保険については、年代ごとに見直すことが必要です。

死亡により遺族が生命保険金を受け取る場合の税金は、契約者（通常契約者が保険料負担者となります）、被保険者、受取人がそれぞれ誰になっているかにより、相続税になったり、所得税になったり、贈与税になったりする場合があります（表5）。

契約者と被保険者が同じで、保険料を契約者が負担し、保険金の受取人が法定相続人の場合は相続税の対象となります。相続税を計算する上で、500万円×法定相続人の数までが非課税とされています。

表5　死亡保険金の課税関係

契約者	被保険者	死亡保険金受取人	税金
夫	夫	（法定相続人）妻や子	相続税
夫	妻	夫	所得税
夫	妻	子	贈与税

また、保険料負担者である契約者と受取人が同じで被保険者が違う場合は、所得税の対象として一時所得になります。一時所得は、

$$\{保険金受取額－支払保険料総額－特別控除（最高50万円）\} \times \frac{1}{2}$$

で計算します。
　そして、保険料負担者である契約者、被保険者、受取人がすべて違う場合は、贈与税がかかります。その場合、贈与税の基礎控除額110万円を控除して贈与税の申告をすることとなります。
　ですから、**契約者や保険金受取人を誰にするかは慎重に決める必要があります**（表5）。

 グループ保険

　医師会と同様に、各地域には保険医の団体である保険医協会があり、グループ保険を取り扱っています。
　グループ保険は、団体定期保険のため、個人契約の一般生命保険と比べて保険料が安く、保障が大きいという特徴があります。取り扱いの内容は、各都道府県の保険医協会で多少異なります。

3 定年後に開業を考える場合

> **Point**
> ■ 開業を考える場合の「開業費」はすべて必要経費として計上できる。60カ月かけて償却するか開業年の経費とするか状況に応じて判断を。
> ■ 開業を考えるなら、早いうちから信頼できる税理士を見つけておこう。

定年を契機に、勤務医という宮仕えから個人で開業することで第二の人生を始める先生もいます。

❶ 開業の際の注意点

定年後開業するという第二の人生を考えている先生を対象に、開業にあたり注意することを述べます。

まずどこの場所で開業するかが大事です。

開業すると勤務医のときと違い、よほどのことがない限り開業当初の患者来院数は1日に3人とか5人と考えて、患者来院数の甘い見積もりはしないほうがよいでしょう。

診療報酬の改定などで、医療を取り巻く環境は年々厳しくなってきています。

開業場所によっては、新しく参入しても既存の医院が存在していて、新しい患者さんを見つけるのが難しい場所もあります。

診療所の候補地を何カ所か見て回り、患者さんが来てくれそうな気に入った場所が見つかると、家賃や管理費、敷金や保証金について大

家さんと交渉する必要があります。

　一回その場所で診療所を開きますと、レントゲン設備などを含め多額の設備投資をしますので、その場所から簡単には引っ越すことができません。

　診療所を運営する上で、家賃とそれに付随する管理費、敷金や保証金の金額は重要となってきます。

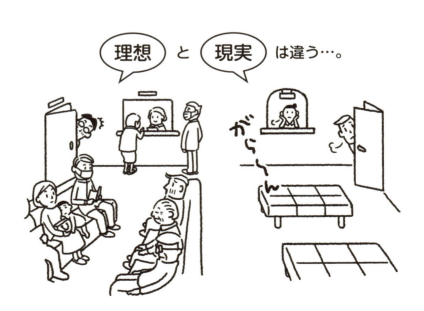

❷ 税務上のポイント

(1) 開業費

　開業するまでいろいろな経費がかかり、診療所を開設しますと事業所得として申告が必要となります。

　開業までにかかった経費は「開業費」として必要経費になります。そこで開業するまでにかかった費用は、ノートなどにメモしておく必要があります。

　開業費は、その支出の効果が1年以上に及ぶため、「繰延資産」として税務処理しますが、通常60カ月間で償却を行います。しかし確定申告書に、「開業費」の範囲内の金額をその年分の必要経費に算入する旨を記載した場合は、その記載した金額を償却費の額とすることができます。すなわち**開業するまでに係った費用全額を、開業した年の必要経費にすることも可能**です。

　そこで「開業費」については、60カ月かけて償却していくのか、開業した年に全額必要経費とするのか判断する必要があります。

(2) 医師会の入会金

　医師は開業しますと、医師会に入会するのが通例です。医師会に入会するに当たり「入会金」を支払う場合がありますが、「入会金」の支払いは税務上「繰延資産」となります。

　その「入会金」の額が20万円未満であれば、その全額を開業した年の必要経費にすることができます。

　しかし「入会金」の額は、通常20万円以上となりますので、繰延資産として償却していく必要があります。

　医師会の入会金は、同業者団体等の加入金として5年、60カ月で償却していきます。

例えば7月に開業して医師会に入会し50万円を入会金として支払ったとしますと、

$$50万円 \times \frac{6カ月}{60カ月（5年 \times 12カ月）} = 50,000円$$

が、その年の必要経費になります。

（3）減価償却資産

開業するに当たりレントゲン設備などの医療器械や内装にかかった費用についても、きちんと整理しておく必要があります。

これら支出した費用の額は、一度に必要経費となりません。減価償却資産として、何年かに分けて減価償却していきます。

減価償却の方法として、定額法と定率法があります。

定額法は、償却費の額が毎年同一になるように設定されている方法で、**定率法**は、償却費の額が毎年一定の割合で逓減するように償却率が設定されています。

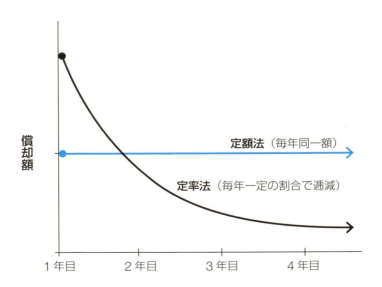

(定額法)

（取得価額）×（その資産の耐用年数に応じた定額法の償却率）＝その年の償却費の額

(定率法)

① （前年末の未償却残高）×（その資産の耐用年数に応じた定率法の償却率）＝定率法の償却率による償却費の額（調整前償却額）・・・イ
② （取得価額）×（その資産の耐用年数について定められている保証率）＝償却保証額・・・ロ
③ ⅰ イ≧ロのとき
　　定率法の償却率による償却費の額＝その年分の償却費の額
　ⅱ イ＜ロ又は前年において改定取得価額を基に償却費の額を計算しているとき
　　（改定取得価額）×（その資産の耐用年数について定められている改定償却率＝その年分の償却費の額

※**改定取得価額とは**
1　前年において改定取得価額を基に償却費の額を計算していないとき
　前年末の未償却残高＝改定取得価額
2　1以外のとき
　前年の改定取得価額＝改定取得価額

※主な減価償却資産の耐用年数は**表6**参照

　個人で開業した場合、減価償却資産の償却方法として「定額法」が適用されますので、定率法を使う場合は「届け出」をする必要があります。

　定額法を使うか定率法を使うかは、減価償却資産の償却年数や金額など諸々の要素を踏まえて判断する必要があり、どちらが有利になるか一概には言えません。

　なお1998年4月1日以後に取得した建物は定額法、及び2016年4月1日以後に取得した建物付属設備、構築物は定額法のみの適用となります。

表6　医療機関の主な減価償却資産の耐用年数表

種類	構造又は用途	細目	耐用年数
病院用建物	鉄骨鉄筋コンクリート造又は鉄筋コンクリート造のもの		39
	れんが造、石造又はブロック造のもの		36
	金属造のもの	骨格材の肉厚が 4mm 超	29
		骨格材の肉厚が 3mm 超 4mm 以下	24
		骨格材の肉厚が 3mm 以下	17
	木造又は合成樹脂造のもの		17
	木造モルタル造のもの		15
建物付属設備	電気設備（照明設備を含む）	蓄電池電源設備以外のもの	15
	給排水又は衛生設備及びガス設備		15
	昇降機設備	エレベーター	17
	消火、排煙又は災害報知設備及び格納式避難設備		8
車両		総排気量 0.66 リットル以下のもの	4
		その他の乗用車	6
器具及び備品	家具、電気製品	事務机・事務椅子・キャビネット（主に金属製のもの）	15
		応接セット（接客業用以外のもの）	8
		冷暖房機器	6
	事務機器及び通信機器	パソコン（サーバー用以外のもの）	4
		レセプトコンピュータ	4
		複写機、レジスター、タイムレコーダーなど	5
		ファクシミリ	5
	光学機器	カメラ	5
		顕微鏡	8
	医療機器	消毒殺菌用機器	4
		手術機器	5
		調剤機器	7
		ファイバースコープ	6
		レントゲンその他電子装置を使用する機器（移動式、救急医療用など）	4
		レントゲンその他電子装置を使用する機器（その他のもの）	6
無形資産	コンピュータソフトウェア（複写して販売するための原本は除く）		5

その他の償却品目については国税庁ホームページ参照

Web検索キーワード　耐用年数表　　検索

(4) 確定申告書に添付する医師の付表

診療を始めますと、窓口の収入がでてきますが、税務申告する上で、**収入を含め毎日の出し入れを把握することは大切なこと**です。

現金出納帳に毎日の出し入れを記帳するとき、**実際の現金の残高と現金出納帳の残高を確認する必要**があります。実際の現金残高と出納帳の残高が違う場合、合わない金額は「現金過不足」として現金出納帳に記帳して、現金残高を合わせます。なお現金が合わないときは、その原因を調べる必要があります。現金出納帳を記帳するに当たり、入出金伝票を利用すると便利です。

診療所経営による所得は事業所得になりますが、「収入金額の内訳」として「医師及び歯科医師用」の付表（☞45ページ参照）を、確定申告書に添付します。

窓口の収入を「社保収入」と「国保収入」、「自費収入」、そして「雑収入」に分けて記帳しておくことは、税務上の問題だけでなく将来患者動向等を分析する上で参考になります。会計処理に当たり市販されている会計ソフトを利用する場合があります。**会計ソフトによっては使い勝手が悪いソフトもありますので、どのメーカーの会計ソフトを使うかは慎重に選択する必要**があります。

(5) 青色申告

個人が確定申告するに当たり「青色申告承認申請書」を提出しますと、次のような特典があります。

①青色申告特別控除（10万円又は65万円控除）ができる。
②青色事業専従者給与の必要経費算入
③医療用機器等の特別償却
④一括評価による貸倒引当金の設定
⑤退職給与引当金を設定

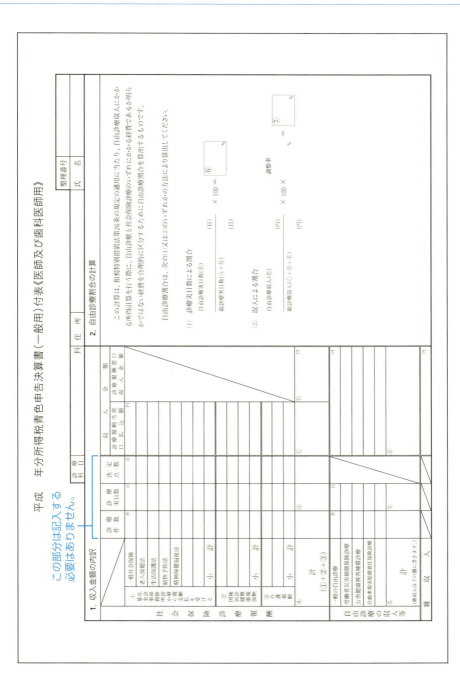

⑥中小企業者の少額減価償却資産の取得価額の必要経費算入
⑦純損失の繰越控除
⑧純損失の繰戻しによる還付
⑨更正の理由附記

　事業所得の確定申告を青色申告でしますと、いろいろなメリットがあるので、「青色申告承認申請書」を提出して青色申告でするとよいでしょう。

　ただし、**青色申告者**は、「正規の簿記の原則」に従い、整然と、かつ、明瞭に記録することが求められていますが、**簡易簿記の方法により取引の記録をして帳簿書類を作成することが認められています。**

　なお簡易簿記の方法の場合は、決算に当たり貸借対照表を作成する必要はありません。

青色申告書の添付書類

> 貸借対照表（簡易簿記を除きます）
> 損益計算書
> 事業所得の金額の計算に関する明細書
> 純損失の金額の計算に関する明細書

(6) マイナンバーの実務

　2016年1月から「共通番号」として「行政手続きにおける特定の個人を識別するための番号等に関する法律」（マイナンバー法）の運用が開始されていますので、医療機関として次のような実務が必要となります。

　医療機関で個人番号（マイナンバー）の記載が必要となる帳票等は以下の通りです。

(1) 税分野

個人番号の記載が 必要となる帳票	対象者	記載開始時期
源泉徴収票、扶養控除等（異動）申告書	従業員、扶養親族等	2016年分の給与所得等から
報酬・料金・契約金及び賞金の支払調書、不動産使用料等の支払調書	取引を行う相手先	2016年分の支払いから

(2) 社会保障分野

個人番号の記載が 必要となる帳票	対象者	記載開始時期
雇用保険の書類	従業員	2016年1月1日から
健康保険・厚生年金保険の書類	従業員、扶養親族等	2017年1月1日から※

※年金の開始時期は2017年6月に延期される可能性があります。

　従業員の氏名、住所、電話番号は個人情報保護法の「個人情報」に該当し、これに個人番号が加わると「特定個人情報」となり、厳格な管理が必要となります。

　特定個人情報等の具体的な取り扱いを定めたマニュアルとして「特定個人情報取扱規程」を策定しなければなりませんが、中小規模事業者の場合は「特定個人情報等の取り扱い方法や責任者・事務取扱担当者が明確になっていれば足りる」と規定が緩和されています。

　その明確化の方法については、「口頭で明確化する方法のほか、業務マニュアル、業務フロー図、チェックリスト等に特定個人情報等の取り扱いを加えるなどの方法も考えられる」（個人情報保護委員会・ガイドラインQ&A「Q13-2」）として、必ずしも綿密な取扱規程等の策定を義務づけてはいません。

　なお「中小規模事業者」とは、事業者のうち個人番号利用事務実施者等一定の事業者を除く従業員の数が100人以下の事業者とされてい

ますので、ほとんどの医療機関は、中小規模事業者に該当すると考えられます。

　なお、個人番号の利用範囲に「特定健診情報」や「予防接種履歴」

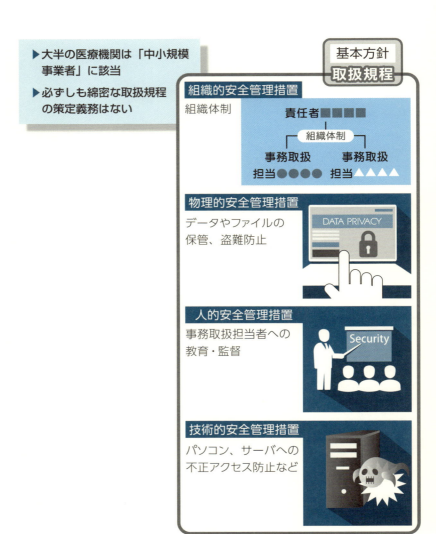

▶大半の医療機関は「中小規模事業者」に該当
▶必ずしも綿密な取扱規程の策定義務はない

が加えられており、また将来的に個人番号が健康保険証等の番号として利用されるなどすると、医療機関も個人番号利用事務実施者として綿密な取扱規程が必要となる可能性もあります。

▶管理には自院の規模に応じた工夫を

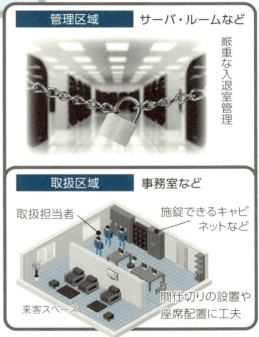

外部委託する場合の注意点

　個人番号を記載する必要がある事務を税理士や社会保険労務士に依頼している場合、それら依頼された事務所は、個人番号を利用する事務の委託先・再委託先に該当します。その委託先・再委託先には安全管理措置が求められています。

　そこで医療機関が、税理士や社会保険労務士に個人番号を記載する必要がある事務を委託する場合は、それら事務所の安全管理措置について確認を行う必要があります。

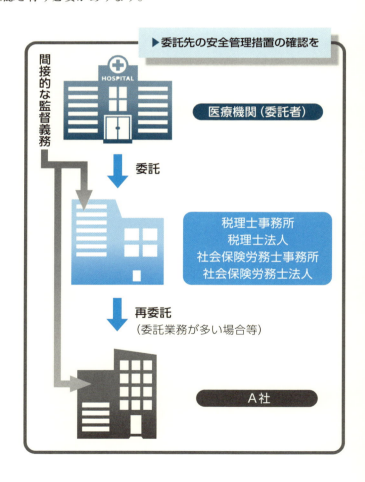

医療機関で保存しているマイナンバーの破棄

　個人番号が記載された書類等は、その個人番号を取り扱う事務を行う必要がある場合に限り保管することができます。期間経過後やその事務を処理する必要がなくなったときは、できるだけ速やかに個人番号を削除又は書類等を廃棄しなければなりません。

　個人番号の廃棄・削除は義務とされており、個人番号を持つ必要がなくなったのに持っていると違法になってしまいます。

　例えば扶養控除等申告書は、提出期限の属する年の翌年1月10日の翌日から7年間保存する必要があります。しかしその期間を過ぎた場合は、できるだけ速やかに廃棄又は削除しないと違法になってしまうので、廃棄や削除は、年度末等一定の時期を決めて行うことをルール化しておく必要があります。

▶扶養控除等申告書など税務関係の書類は7年間保存
▶社会保険関係は書類ごとに異なる

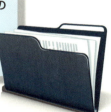

▶事務処理の必要がなくなったら速やかに廃棄

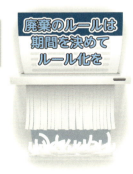

廃棄のルールは期間を決めてルール化を

（日本医事新報 No.4792,2016/2/27号，p10-15「医療機関のマイナンバー実務」より）

❸ 信頼できる税理士を見つける

＜開業前＞

税理士法に基づき、税理士は次のような業務を行っています。

> ①税務代理
> ②税務書類の作成
> ③税務相談
> ④財務書類の作成や会計帳簿の記帳代行その他財務に関する付随業務
> ⑤税務訴訟の補佐・陳述

　税理士は、税務という分野を通して依頼者の財産に深く関わり、「ゆりかご（産婦人科）から墓場（宗教法人）まで」と言われるくらい幅広い業種に関わっています。

　税理士でも得意分野がありますので、医療のことをよく理解していないと、税務調査のとき、税務署職員による質問にうまく対応できないこともあり得ます。

　開業するに当たり、まずは、医業税制をよく理解している税理士、そしてなによりも、これから開業する医師の立場に立って相談にのってくれる税理士を見つけることです。

　税理士は日本全国で75,000人以上いますので、開業する医師の立場に立って相談に乗ってくれる税理士を見つけることは可能だと考えます。

　なお開業するに当たり、医療コンサルタントが高い報酬をとって開業相談にのることがありますが、本当に医療コンサルタントの助けが必要なのか慎重に判断する必要があります。

<開業後>

　開業後は、税理士と顧問契約を結ぶのが通例ですが、顧問契約は通常長くつきあっていくことを前提としています。

　顧問契約を結ぶときは、医業経営に熟知した税理士にこしたことはありません。

　しかし**顧問契約を結ぶに当たり重要なことは、自分の経営理念を理解してくれて医業経営に関して勉強し、適切なアドバイスをしてくれる税理士と契約することです**。すなわち、**医療を理解した実務処理をしてくれて、税務調査の場面では先生に代わって医療機関の立場に立った主張をしてくれる税理士と契約することです**。

　税理士は税務の専門家ですので、記帳や経営、税務対策などのアドバイスをもらい医院経営に活かしていくことです。

　そのためには、**開業前から医療に強く相談にのってもらえる信頼できる税理士を見つけることが重要**です。

4 今日からできる相続税対策

> **Point**
> - 生前贈与は非課税の範囲を慎重に見極めて実施を。
> - 贈与税の基礎控除は年間110万円。
> - 相続税対策にはならない非課税制度も存在。

　相続財産から債務や葬式費用を差し引いた金額が遺産に係る基礎控除額を超えますと、相続税の申告と納税が必要となりますので、「生前贈与の非課税制度」を利用した相続税対策を検討する必要があります。

　ただし無計画な贈与は、老後資金が不足することにもなりかねませんし、後ほど説明する「教育資金の一括贈与」制度を利用すると、子どもや孫に教育資金を贈与してもらっているという認識が薄くなる可能性もあります。

　また祖父母や父母など直系尊属が、子どもや孫の結婚や子育て資金をそのつど援助しても非課税とされています。「結婚・子育て資金の一括贈与に係る贈与税の非課税」という、その直系尊属が20歳以上50歳未満の子どもや孫の結婚や子育て費用に充てるため、金融機関に1,000万円（結婚費用については300万円）まで信託等として拠出しても贈与税は課されません。しかしこの制度を利用しても、贈与した人が死亡したときに残額がある場合は、その残額を相続財産に入れなければなりませんので、相続税対策にはなりません。

　生前贈与の非課税制度を利用して相続税対策を行う場合は、次のような制度を慎重に検討して実行する必要があります。

(1) 暦年贈与

　贈与税の基礎控除が110万円ありますので、年間110万円を毎年贈与する相続税対策があります（☞15ページ参照）。

　ただし長い年月の間には、本当に贈与したのかわからなくなる場合もあります。

　実務上は、その年に贈与したことを明らかにしておくために、110万円を少し超えた金額、たとえば、120万円を贈与して贈与税の申告をして贈与税を支払う手法が利用されています。

　贈与が120万円の場合の贈与税は、1万円（120万円－基礎控除110万円＝10万円、10万円×税率10％＝1万円）です。

(2) 贈与税の配偶者控除

　戸籍上の婚姻期間が20年以上ある配偶者に、居住用財産または居住用財産を買うための資金を贈与しますと、最高2,000万円まで贈与税の配偶者控除を受けることができます。

　贈与税の基礎控除を合わせますと、2,110万円まで贈与税がかかりません。

　また、相続開始前3年以内の贈与財産は相続財産に加算しますが、配偶者控除分については加算する必要もありません。

　なお、**事実上夫婦生活をしていても、婚姻期間の計算は、婚姻の届け出をした日から贈与の日までの期間で計算し、1年未満の端数は切り捨てられるため、19年11カ月でも適用はありませんので気をつける必要**があります。

　贈与を受けた人は、贈与税の申告期限、具体的には贈与を受けた年

の翌年3月15日までにその不動産を居住用として使い、その後も引き続き居住する見込みであることが必要です。

　居住用財産を取得する金銭をもらった場合も、その贈与税の申告期限までに、その金銭で居住用財産を購入して居住し、その後も引き続き居住する見込みが必要です。**その金銭は、居住用住宅の増築のための費用に充てても適用されます。**

　現在居住の用に供している建物や土地を配偶者に贈与する場合、その居住用財産の評価は、土地については路線価方式または倍率方式によって評価し、建物については固定資産税評価額によって評価します。現金の場合は、その金額が取得価額になります。

　なお、この規定の適用を受けるためには、贈与を受けた翌年の申告期限までに贈与税の申告書を提出する必要があり、**2,110万円以内で贈与税額がゼロ円になる場合でも申告書の提出は必要**です。申告書には、①戸籍の謄・抄本、②戸籍の附票の写し、③贈与を受けた不動産の登記事項証明書又は居住用不動産を取得したことを証する書類（贈与契約書など）、④住民票の写しを添付します。

　この贈与税の配偶者控除は、一組の夫婦について1回限りですので、贈与時期について慎重に判断する必要があります。

……（3）教育資金の一括贈与

　扶養義務者間において、教育費に充てるためそのつど行った贈与は非課税です。

　しかし教育費が必要となったとき「そのつど贈与」するのではなく、**教育資金を一括贈与して非課税とする制度**があります。

　教育資金の一括贈与制度は、2019（平成31）年3月31日までの間に、父母や祖父母など直系尊属が、30歳未満の子どもや孫の教育資

金に充てるため、金融機関に子どもや孫の受贈者名義の口座を開設して信託等をすると、受贈者1人につき1,500万円まで非課税となります。

その1,500万円の金額は、学校等以外の者に支払う、たとえばピアノやバレーなど習い事に支払っても、500万円までを限度として使えますし、通学定期券代や留学渡航費なども教育費として教育資金となります。

この制度の適用を受けるためには、受贈された子どもや孫は、金融機関を経由して「教育資金非課税申告書」を、受贈者の納税地の所轄税務署長に提出する必要があります。

なおこの贈与は、教育資金のための贈与ですので、払い出した金銭を教育資金の支払いに充当したことを証する書類、たとえば領収書等を金融機関に提出しなければなりませんので、**子どもや孫は簡単にそのお金を引き出すことはできません。**

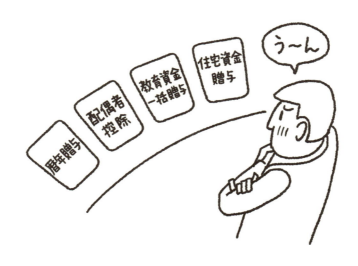

ただし金融機関への領収書等の提出について、領収書等に記載された支払金額が1万円以下で、その年中における合計支払金額が24万円に達するまでの少額の支払については、領収書等に代えて支払先や支払金額等の明細を記載した書類の提出で済みます。

　金融機関は、提出された書類によって払い出す金銭が教育資金に充当されたことを確認してその金額を記録する必要があり、その書類と記録を、受贈者が30歳に達した日の翌年3月15日後6年を経過する日まで保存します。

　金融機関は、子どもや孫が30歳に達したとき、その非課税拠出額と、契約期間中に教育資金として払い出した金額等を記載した調書を受贈者の納税地の所轄税務署長に提出する必要があり、受贈者が30歳に達した日に残額があった場合は、その残額について贈与があったとして贈与税が課されます。

　なお、その間に受贈者が死亡した場合に残額があったときは、その残額に贈与税はかかりません。また、**その間に贈与者が死亡したとしても、その残額を相続財産に入れる必要はありません。**

……（4）住宅資金の贈与

　直系尊属から住宅取得資金等の贈与を受ける人が、①贈与を受けた年の1月1日において20歳以上で、②その贈与を受けた年の所得が2,000万円以下であり、その贈与資金で、③床面積50m²以上240m²以下で居住用部分が50%以上の住宅（敷地を含みます）を新築するか取得して贈与の翌年3月15日までに入居した場合は、「住宅取得等資金の非課税」として、贈与税の基礎控除110万円に加えて、**表7**の金額が非課税となります。

　この制度の適用を受けるためには、贈与税の申告期限までに、も

らった人の戸籍の謄本と住民票の写し、源泉徴収票など所得税に係る合計所得金額がわかる書類、住宅用家屋の工事請負契約書や売買契約書など新築に係る契約または取得の相手方がわかる書類、登記事項証明書、耐震基準適合証明書等を申告書に添付して提出する必要があります。

なお、住宅ローン控除との併用も可能で、住宅借入金等特別控除、または認定長期優良住宅や認定低炭素住宅の住宅借入金等特別控除として、毎年年末時点の住宅借入金等残高の一定割合を所得税から控除することもできます。

表7　住宅取得等資金の非課税

契約年	2015年～		消費税率10%が適用された場合	
	質の高い住宅	左記以外の一般住宅	質の高い住宅	左記以外の一般住宅
2015年	1,500万円	1,000万円	——	
2016年1月～9月	1,200万円	700万円	——	
2016年10月～2017年9月	1,200万円	700万円	3,000万円	2,500万円
2017年10月～2018年9月	1,000万円	500万円	1,500万円	1,000万円
2018年10月～2019年6月	800万円	300万円	1,200万円	700万円

5 相続でもめない遺言書のつくり方

Point

- 遺言書は①自筆証書遺言、②秘密証書遺言、③公正証書遺言の3段階。一番確実なのは③の公正証書遺言。
- どの方法で作成しても、有効になるのは日付が最新の遺言書。

　相続財産をめぐる争いを防ぐためには、いろいろな機会を通して、自分の財産をどうしたいのか相続人に知らせ理解しておいてもらうことが重要です。特に自分の診療所を継いでくれる相続人がいる場合、診療所を引き継ぐ相続人とそれ以外の相続人との間で、もめごとが起きないようにすることが大切です。

　自分の死後、自分の意思を確実に実現するためには、遺言書を作成しておくことです。

　遺言書を作成するにあたり気をつけなければならないのは、配偶者や子どもには遺留分があります。遺留分とは、民法の規定により、相続財産について相続人が取得できる最低限の財産をいいます。遺留分の割合は、

①相続人が直系尊属だけの場合は、被相続人の財産の3分の1
②相続人が直系卑属だけの場合、または直系卑属と配偶者の場合は、被相続人の財産の2分の1

となりますので、相続人の遺留分を侵害しないよう配慮する必要があります。

　なお、被相続人の直系尊属、直系卑属および配偶者には遺留分があ

りますが、**兄弟姉妹に遺留分はありません。**

信託銀行など金融機関が遺言信託を扱っていますが、遺言書作成費用、遺言書保管料、遺言書変更時の変更手数料、遺言執行時の執行報酬（最低でも100万円以上）がかかります。**まずは自分の診療所等の税務申告をお願いしている顧問税理士に相談してみるとよいでしょう**（☞23ページ）。

遺言書の作成には、次の3つの方法があります。

どのような方法で遺言書を作成しても、日付の新しい最新の遺言書が有効となります。

（1） 自筆証書遺言

① 本人の自筆により遺言の内容を書いて、日付、署名、押印する必要があります。自筆証書遺言は、すべて自書でなければならず、ワープロなどによる作成は無効となります。
② 加除訂正した場合は、訂正箇所に押印し、その上方欄外に訂正箇所を指示して、そこに署名します。
③ 遺言を円滑に履行するため**「遺言執行人」を遺言書で指定しておきます。**
④ なるべく封印しておいたほうがよいでしょう。
⑤ 自筆証書遺言の場合は、遺言者の死亡後、家庭裁判所の「検認」を受けることが必要です。

- 自筆証書遺言は、後日その有効性をめぐって紛争のもととなったり、法律的に不備な内容などにより無効となってしまう危険性があります。

■(2) 秘密証書遺言

①遺言内容を記載した書面に署名押印した上でこれを封じ、遺言書に押印した印章と同じ印章で封印します。この場合、自筆証書遺言と異なり、自書である必要はなく、ワープロを用いても第三者が筆記したものでもかまいません。

②公証人および証人2人の前にその封書を提出し、自分の遺言書である旨およびその筆者の氏名と住所を申述します。

③公証人が、その封紙上に日付および遺言者の申述を記載した後、遺言者および証人2人と共にその封紙に署名押印します。

④遺言を円滑に履行するためには、**「遺言執行人」を遺言書で指定しておきます**。

⑤遺言書を発見した場合、家庭裁判所の「検認」を受けることが必要です。

● その遺言の内容を秘密にし、かつ、遺言書が遺言者本人のものと明確にできますが、公証人はその遺言書の内容を確認していませんので、遺言書の内容が不備であったりして無効になってしまう可能性もあります。

■(3) 公正証書遺言

①はっきりした意思を公証人に伝えれば、その通りに公証人が作成してくれます。実務的には、事前に伝えたい内容を公証人役場と打ち合わせを行います。

②2人以上の証人を公証人役場に連れて行きます。

③遺言を円滑に履行するため、**「遺言執行人」を遺言書で指定しておくことが大切**です。
④公正証書を作成するにあたり、遺言者本人の印鑑証明書1通と実印、証人の認印、その他として公証人から指示された戸籍謄本、住民票、登記簿謄本、固定資産税の評価証明書等が必要となります。
⑤公正証書遺言は、家庭裁判所での検認の手続きを経る必要はありません。

- 公正証書遺言は、法律的に整理した内容で作成されますので、方式の不備で遺言が無効になる恐れはありません。
- 遺言で一番確実なのは、公正証書遺言です。
- **1989（平成元）年から、全国の公証人役場で作成される遺言書はすべてコンピュータに登録され検索できるシステムが稼働**しています。1989年以降に公正証書遺言を作成した場合、どこの公証人役場でも検索できます。ただし、1989年以前に作成した場合は、その遺言書を作成した公証人役場には記録が残っていますが、これを作成していない公証人役場では検索できません。

6 納税資金の準備は「いつ頃から」「どうやって」進めるか

> **Point**
> - 5年、10年と見直し期間を決めて財産の把握と相続税の試算を。
> - 相続税の特例控除は参考程度に考えて準備すべき。
> - 生命保険にも非課税部分があり、納税資金に活用できる。

　相続はいつ起きるかわかりません。相続税の支払いにあたり、現金や預貯金、有価証券など、すぐに換金化できる資産もあれば、不動産などすぐに換金化できない財産もあります。

　残された相続人が相続税の支払いで四苦八苦することもあり、相続税の納付が生ずることがわかっている場合は、納税資金の確保についても考えておく必要があります。

　そのために必要なことは、自分の財産が現在の時点でどのくらいあるのか、それに対してどの程度の相続税がかかるのか試算しておくことです。

　しかし、1回試算しておけばそれでよいというわけではありません。5年ごととか10年ごととか見直し期間を決めて、財産を見直し相続税の試算をする必要があります。

　相続税は、被相続人（亡くなられた人のことをいいます）から相続などにより財産を取得した場合に課される税金です。

相続税の申告が必要な人は、

「被相続人から相続などによって財産を取得した人
それぞれの課税価格の合計額」－「遺産に係る基礎控除額」

を超える場合に、その財産を取得した人です。
「財産を取得した人それぞれの課税価格の合計額」とは、

「相続税が係る財産の価額」
　－「相続財産の価額から控除できる債務および葬式費用」

のことをいいます。
遺産に係る基礎控除額は、

3,000万円＋600万円×法定相続人の数

です。

　その場合、「法定相続人の数」は、相続人のうち相続の放棄をした人がいても、その放棄がなかったものとした場合の相続人の数をいいます。

　なお被相続人に養子がいる場合、法定相続人の数に含める養子の数は、実子がいるときは1人、実子がいないときは2人までとなります。

　相続税の申告が必要となる場合は、被相続人が亡くなったことを知った日の翌日から10カ月以内に、被相続人の住所地の税務署に相続税の申告書を提出する必要があります。

　課税遺産総額の計算のしかたを図2にまとめました。
　具体的な計算例を掲げると図3のようになります。
　この相続税の計算例（正味の遺産額が2億円で、妻と子ども2人で法定相続分通り相続した場合）によりますと、相続税の納税資金とし

て2,700万円必要となります。ただこの計算例では、「配偶者の税額軽減（配偶者控除）」を利用していますので、子どもの相続税支払い分1,350万円が必要な納税資金となります。

◉「配偶者の税額軽減（配偶者控除）」とは、配偶者が実際に取得した正味の遺産額が1億6,000万円までか、配偶者の法定相続分までであれば、相続税の申告書の提出を条件として、配偶者に相続税がかからない制度です。

しかし納税資金を準備するにあたっては、配偶者の税額軽減措置など税制上の特例は参考程度にして試算する必要があります。
なお、納税資金を確保するために、生命保険金を利用するのも1つの方法です。

◉遺産総額から除外される部分

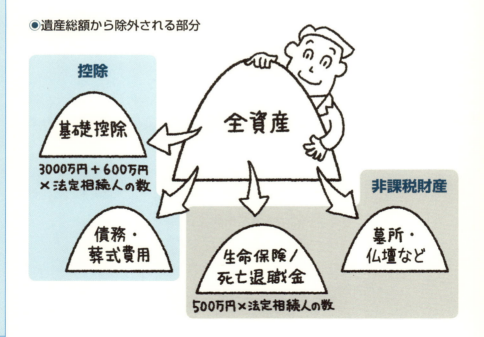

図2 課税遺産総額の計算

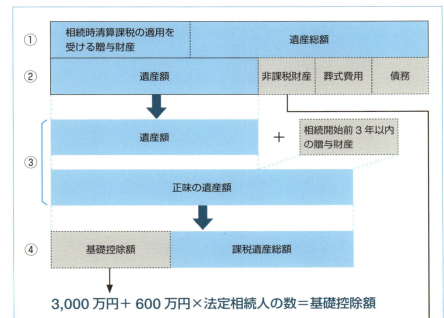

3,000万円＋600万円×法定相続人の数＝基礎控除額

注：被相続人に養子がいる場合、法定相続人の数に含める養子の数は、実子がいるときは1人（実子がいないときは2人）までとなります。「相続税の総額」の計算においても同じです。

非課税財産
①墓所、仏壇、祭具など
②国や地方公共団体、特定の公益法人に寄附した財産
③生命保険金のうち次の額まで
　　500万円×法定相続人の数
④死亡退職金のうち次の額まで
　　500万円×法定相続人の数

「暮らしの税情報・平成27年度版⑱財産を相続したとき」（国税庁）パンフレットより

図3　相続税の計算例

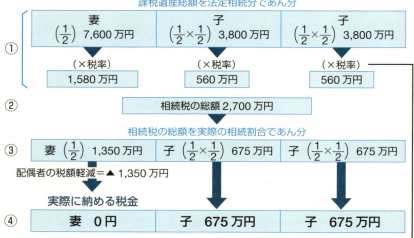

●法定相続分の主な例

相続人		法定相続分
子がいる場合	配偶者	2分の1
	子	2分の1（人数分に分ける）
子がいない場合	配偶者	3分の2
	父母	3分の1（人数分に分ける）
子も父母もいない場合	配偶者	4分の3
	兄弟姉妹	4分の1（人数分に分ける）

●相続税の速算表

法定相続分に応ずる取得金額	税率	控除額
1,000万円以下	10%	ー
1,000万円超〜3,000万円以下	15%	50万円
3,000万円超〜5,000万円以下	20%	200万円
5,000万円超〜1億円以下	30%	700万円
1億円超〜2億円以下	40%	1,700万円
2億円超〜3億円以下	45%	2,700万円
3億円超〜6億円以下	50%	4,200万円
6億円超〜	55%	7,200万円

「暮らしの税情報・平成27年度版⑱財産を相続したとき」（国税庁）パンフレットより

死亡生命保険金の利用

　相続税の納税資金確保のために、保険契約者・被保険者を被相続人とし、死亡生命保険金の受取人を相続税を負担する相続人とする契約を結ぶ場合があります。保険金受取人が法定相続人であれば、

（500万円×法定相続人の数）× $\dfrac{その相続人の受け取った保険金の合計額}{相続人全員の受け取った保険金の合計額}$

が非課税財産となり、また相続人にとって相続税の納税資金の一部を確保できる効果が見込まれます。

7 納税資金が足りなくなったら「延納」「物納」制度が利用できる

> **Point**
> ■ 延納は原則 5 年（不動産が多い場合は最長 20 年）で、延滞税が発生。
> ■ 物納は許可のハードルが高く減少傾向。

　相続財産はすべて現金や預金とは限りません。土地や建物あるいは医療法人の出資など現金化できない資産もあって納税資金が不足する場合があります。

　そのような場合、金融機関から借り入れをして納付する方法もありますが、相続税法で規定する「延納」や「物納」制度を利用するのも選択肢の1つです。

(1) 延納制度の利用

　相続税額が10万円を超えていて、相続税の納期限までに金銭で納付することが困難な場合に認められます。

　延納制度を利用するためには、申告期限までに延納申請書を提出し、担保を提供することが必要となります。

　延納できる期間は5年以内が原則ですが、相続により取得した財産のうち不動産や立木など不動産等の価額が50％以上あるときは、その部分の税額は15年、その他の部分の相続税額は10年以内の年賦延納することができます。また不動産等の価額が75％以上の場合、最

長20年の年賦延納も認められています。

　延納が認められた場合、年賦延納された額とともに、延納に係る利子税（延滞税のことで6.6%）を支払う必要があります。

　利子税（延滞税）は、各年の「延納特例基準割合」が7.3%に満たない場合には、次の算式により計算する「特例割合」となります（表8）。

$$
延納利子税割合 \times \frac{延納特例基準割合}{7.3\%} = 特例割合
$$
（0.1%未満の端数切り捨て）

なお「延納特例基準割合」は、以下の方式で算出します。

　（各分納期間開始の日の属する年の前々年10月から前年9月までの各月における銀行の新規の短期貸出約定平均金利の合計を12で除して得た割合として各年の前年12月15日までに財務大臣が告示する割合）＋1%

表8 延納期間と利子税（延滞税）

区分		延納期間（最高）	延納利子税割合(年割合)	特例割合＊
不動産等の割合が75%以上の割合	①動産等に係る延納相続税額	10年	5.4%	1.3%
	②不動産等に係る延納相続税額（③を除く）	20年	3.6%	0.8%
	③計画伐採立木の割合が20%以上の計画伐採立木に係る延納相続税額	20年	1.2%	0.2%
不動産等の割合が50%以上75%未満の割合	④動産等に係る延納相続税額	10年	5.4%	1.3%
	⑤不動産等に係る延納相続税額（⑥を除く）	15年	3.6%	0.8%
	⑥計画伐採立木の割合が20%以上の計画伐採立木に係る延納相続税額	20年	1.2%	0.2%
不動産等の割合が50%未満の割合	⑦一般の延納相続税額（⑧、⑨及び⑩を除く）	5年	6.0%	1.4%
	⑧立木の割合が30%を超える場合の立木に係る延納相続税額（⑩を除く）	5年	4.8%	1.1%
	⑨特別緑地保全地区内の土地に係る延納相続税額	5年	4.2%	1.0%
	⑩計画伐採立木の割合が20%以上の計画伐採立木に係る延納相続税額	5年	1.2%	0.2%

＊延納特例基準割合が1.8%の場合

……（2） 物納制度の利用

　相続税額の納付にあたり、延納によっても金銭で納付することが困難である場合は、相続税の申告期限までに「物納申請書」を提出することにより物納することができます。
　物納することができる財産は次の通りです。

①国債および地方債
②不動産および船舶
③社債および株式ならびに証券投資信託または貸付信託の受益証券
　（①および②に掲げる財産に適当な価額のものがない場合に限られます）
④動産
　（①～③に掲げる財産に適当な価額のものがない場合に限られます）

　ただしこれらの財産でも、担保権が設定されていたり境界が明らかでない土地など、管理または処分をするのに不適格な「管理処分不適格財産」は、物納できる財産から除かれています。

▶「物納申請」して認められるのは数少ないのが現状です。

■■……（3） 金融機関からの借り入れ

　延納制度を利用した利子税（延滞税）は固定金利です。金利情勢等を勘案して金融機関から借り入れして不足する相続税の納税資金を調達するのも選択肢の1つとなります。

　その場合の借り入れ金利は、固定金利なのか変動金利なのか、何年の返済とするかなど、**相続税納付資金の調達にあたっては、金融機関との事前打ち合わせが非常に重要**です。

8 後継者の育成はいつから考えるべきか

Point
- 子どもができたときから考えてよいが、納得して継いでもらえるよう何度も話し合いを。
- 医業の承継は子に継いで終わりではない。

　自分の代で診療所や病院を閉院してしまうのは、今まで築き上げてきた無形の財産が喪失してしまうことを意味します。また診療所や病院の閉院により、困る地域があるかもしれません。

　そこで、自分の医療機関を承継してくれる後継者の育成が大切なこととなります。

　自分の医療機関を承継してくれる後継者として、自分の子どもや親戚、あるいはそこで働く勤務医や大学の後輩など、いろいろな人が候補者として考えられます。

　しかし自分が築き上げてきた診療所や病院は、やはり自分の子どもたちに継いでもらうのが一番よいでしょう。

　そこで**後継者の育成は、ご自身が医師になり、結婚してお子さんができたときから考えていいのかもしれません。**

　ただ気をつけなければならないのは、自分の子どもに、生まれたときから医師になることを決め付けますと、子ども自身が人生の選択をしなければならない岐路に立たされたとき、物心つく頃から自分の人生を決められていたことに対する反発が出てくる可能性もあります。

　そのような可能性を否定はしませんが、子どもたちは、先生ご自身の医療に対する取り組み方を小さいときから見ています。「子どもは

親の後姿を見て育つ」といわれています。

自分が行っている医療の仕事に誇りと愛着を持っていることが大切で、その働いている姿を見て、自分も大きくなったら医療に関係する仕事に就きたいと思ってもらうことが大切です。

後継者の育成は早すぎてもいけませんし、遅すぎてもいけません。そのタイミングというのは、それぞれ先生方が抱える事情により異なるといえましょう。

1つのタイミングとして考えられるのは、お子さんが医学部へ入学したときです（☞「教育資金の一括贈与」：56ページ参照）。医学部に入り、医師国家試験に合格して研修医となり、何年か勤務医を経験してからご自分の診療所や病院に戻ってきてもらうのが理想的な形といえます。しかし医師になったからといって、必ずしもご自分の診療所に戻ってきてくれるとは限りません。大学に残って研究職に就くお子さんもいますし、勤務医のままでよいというお子さんもいます。また開業するにしても、先生の診療所の場所でなく他の場所で開業する場合もあります（☞開業地による違いは92ページ参照）。そのようなお子さんに自分の診療所に戻ってきて引き継いでもらいたいというのは、引き継ぐ側であるお子さんにとって負担以外のなにものでもありません。

いずれにしても先生が築き上げた診療所なり病院を引き継いでもらうためには、今の診療所や病院はこのような状態だという現状説明が必要です。その上で、引き継いでくれるお子さんの希望に沿うような診療所や病院にしていく方向性と手段についてよく話し合い、納得して継いでもらうことが大切です。

その話し合いは、引き継ぎを思い立った時点から、何度も行う必要があります。

また**医業の承継は、お子さんが継いで終わりというわけではありません。**お子さんに継いでもらったとしたら、次の孫の代のことも考え

ていく必要があります。

　なお、お子さんが引き継がない場合は、そこで働く勤務医がいる場合はその勤務医に、あるいは親戚やご自分の出身大学の後輩に声をかけ、引き継いでもよいという人材がいたならば、引き継ぎに向けた話し合いをしていく必要があります。

9 いつ相続する立場になってもいいように、バトンを受け取る側も準備が必要

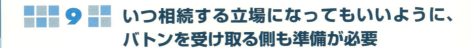

- まずは「自分が継ぐ」という決意を持つことが大切。
- 持分あり医療法人の承継は出資金を持たせる算段をしてもらおう。
- 承継はメリットもデメリットもすべて引き継ぐことを忘れずに。

　親が個人開業医や医療法人の理事長兼院長である場合、承継する側の子どもは、いつ頃からどのような準備をしたらよいでしょう。

　子どもが親の職業である医療機関を継ぎたいと考える原点があるとすれば、親が医療機関で働いている姿を見て、自分も大きくなったら医療に関係する仕事に就きたいと思ったときではないでしょうか。

　医学部に入って医師の国家試験に合格し研修医となり、何年か勤務医を経験してから親の医療機関を承継するケースが通例です。その間、いくら親から医療機関を承継するように言われたとしても、自分がその気にならなければ話は進みません。

　まずは自分が親の医療機関を継ぐという決意を持つことが非常に重要なことです。

　承継するにあたり、自分の診療科が親と同じ診療科であるかを検討する必要があります。同じ内科とはいっても循環器あるいは消化器を専門とするなど、医療の内容が細分化されてきています。医師ですのでどのような医療行為も可能ですが、医学部に入学した時点で親の医療

機関を引き継ぐことが頭の片隅にでもあったのなら、親と同じ診療科を選択しておいたほうが、後々スムーズな承継につながると思います。

だからといって、親と同じ診療科を選択する必要はありません。親が開業医でその医療機関を引き継いだとき親と異なる診療科だとしても、自分の得意とする診療科を全面に押し出していくことが大切です。その場合は、親の診る患者層以外の患者層の発掘が可能となります。

また親と同じ診療科だとはいっても医療に対する取り組み方は日々変化しています。

診療所や病院を承継する以上、自分の診療しやすい環境に整備する必要があります。そのため引き継ぎにあたり親との話し合いは非常に重要となります。

なお持分の定めのある医療法人を引き継ぐ場合は、後々のトラブルを避けるためにも出資金をできるだけ後継者である子どもに持たせるような算段をしておいてもらう必要があります（☞120ページ参照）。

それでは、**親以外の開業医から診療所などを承継する場合**はどうでしょう。

親子関係にないだけに、**承継にあたり契約関係をきちんとしておく必要**があります。

親子関係にない場合、患者さんである地域住民にとってどのような人間がその診療所を引き継いだのかわかりません。そこで**診療所や病院を引き継ぐならば、その前の数カ月間、できれば1年以上その医療機関で勤務医として働いてみる必要があります**。1年間働くことを通して、その医療機関の内容を把握することができ、また患者である地域住民に後継者となる先生の人柄を知ってもらうことができるからです。そのことにより他人が医療機関を承継する場合であっても、スムーズな事業承継が可能となります。

最後に、親が開業医で子どもが承継しないため閉院する場合はどう

でしょう。

親にしてみれば一抹の寂しさがあることはぬぐえません。

しかし子どもは、他の分野に就職していることも含め自立し活躍しているわけですから、子どもとして親が閉院したことに対する罪悪感を持つ必要はないといえます（☞閉院に向けた整理は102ページ参照）。

承継による開業のメリット／デメリット

個人開業医の親から診療所を承継して開業した場合と、新たに開業する場合とどう違うでしょう。

新規に開業する場合は、「どの場所で開業するか」が重要となります。診療所を開設しようとする地域の人口動態、その周辺の医療機関の状況などの把握から始めなければなりません。適切な場所が見つかると開業準備に入りますが、診療所として借りるに当たり敷金や保証金の支払い、内装工事や医療機器の購入と多額の資金を必要とします。また家賃の支払いや医療スタッフの雇用も出てきます。

その後、診療所の内覧会を開いて、その地域の人々に診療所を開設したことを案内します。

新規開業の場合は地域に対する知名度もありませんので、**診療所を新規に開設する際、事業計画を作成し患者来院数の予測をしますが、その予測通りの患者来院数になるとは限りません。**

それに対して親から診療所を引き継いだ場合は、周辺の医療機関の状況を把握していますし、診療圏内の人口動態についてもある程度把握しています。診療所を運営していく上で重要な場所の選定で迷うことはありません。

患者数にしても、当初は親の代の患者が主となりますので、ある程度、患者数を見込むことができますし、新たに自分の患者を増やすこ

とも可能です。

　医薬品卸業者や医療機器卸会社など各業者についても、親の代から付き合いのある業者がいますので業者選定で悩むこともありません。医療スタッフにしても、親の代のときのスタッフがいますから、新たな採用を考えなくてすみます。

　このように、新規に開業するより承継により開業したほうが、メリットがあるのは確かといえます。

　しかし、**メリットはデメリットにもなることを知っておく必要があります。**

　診療圏内の人口動態や周辺の医療機関の状況によっては、親が診療していた場所で新たに診療所を開設する必要性があるかということです。別の場所で新たに診療所を開設したほうがよい場合でも、過去のしがらみなどから従来の場所で診療所を開設せざるをえないこともあります。

　また、医薬品卸業者など各業者にしても、従来の業者でよいのかという問題もあります。

　従来の業者にお願いするにしても、諸々の面で見直しをする必要が出てきます。

　特に医療スタッフは、親の代の診療内容に馴染んでいますので、新たな診療方法に対し抵抗感を持つ場合があります。

　親の診療所や病院を引き継ぐということは、「負の遺産」、すなわちデメリットも引き継ぐことを意味します。

　しかし新規開業するより、承継して開業したほうがはるかにメリットはあるといえます。

　承継するにあたっては、既存の診療所を建て替えるのかリニューアル工事をするのか、現在の医療スタッフはどうするかなど、よく話し合いをしておくことが重要となります（☞92ページ）。

親子間で事業承継するに当たり作業すべき事項

1．事業を継承する先生の名義で普通預金口座を開設します。
   ＊基金事務所や国保連合からの振込口座としてメインとなる普通預金口座は、通常は事業資金の借入先の銀行に開設します。
   ＊事業用の普通預金とプライベートの預金を分けておいた方が、事業用の経費とプライベートの経費の混同を避けることができます。また税務調査のときプライベートの預金は調査対象とならず、もし調査するならば具体的な理由が必要となります。
   ＊診療所の近くの銀行や信用金庫等にサブとして普通預金口座を開設しておくと、現金の預け入れと引き出しに便利です。

2．診療所の閉鎖届けと開設届けを保健所に提出しますが、提出する前に保健所と事前打ち合わせをします。

3．基金事務所と国保連合に診療報酬の振込みの変更する手続をする日を決めます。

4．窓口の診療報酬についてカード会社を利用している場合は、カード会社各社に、世代交代して子どもが診療所を経営する旨を通知し、振込先を変更する手続きをします。

5．閉鎖する日現在で医療材料の棚卸しをします。

6．閉鎖する日現在で保険診療して請求した未収金を計上します。
   ＊基金事務所と国保連合で最低2カ月分はあります。

＊閉鎖する日現在で自費収入の未収金がありましたら計上します。
＊その他閉鎖する時点で窓口未収等、未収となるものがありましたら計上します。

　なお保険診療等で請求した未収金を引き継がない場合でも、診療所を閉鎖する先生は確定申告で必要となりますので、未収金として把握しておく必要があります。

7．親子が生計を一にしない場合で親の診療所を借りることになった際は、下記のモデル案等を参考にして賃貸借契約書を作成します。

　賃貸借契約書は、保健所に開設届けを提出するときの必要書類となります。

＊家賃については、診療所として使用している面積等、相場的にみて妥当な金額を算出します。
＊敷金は、親から子どもへの引継ぎ資産で債務の方が多いとき、差額分を敷金として事業承継した先生が、親の先生に診療所を借りる際の敷金として差し入れる形態をとります。

　敷金の金額も家賃をいくらにするかで変わってきますが、世間相場から見て妥当な金額の範囲内で算出します。

8．親である先生が事業承継後も診療を行うときは、支給する給与の額を考えます。

9．医療材料の仕入先やそれ以外の取引先に、事業承継後の〇月〇日以降は、請求書等の宛て先を子ども名義にしてもらうように通知します。

10. 現在事業で使用している親名義の預金をそのまま引き継ぐか検討します。

11. 子どもが住所地で確定申告をしていた場合、診療所のある場所で確定申告するならば変更の手続きを行います。届け出により診療所の所在地で申告することも可能です。

12. 親から子どもへの資産負債の引継ぎで最終的に出た差額は、確定した段階でどうするか検討し整理します。

（賃貸借契約書のモデル案）

建物賃貸借契約書

　賃貸人　○○○　を甲、賃借人　△△△　を乙とし、甲乙間において、次の通り建物賃貸借契約を締結した。

第１条　（建物賃貸借）
　賃貸人はその所有する次の表示の建物を賃借人に賃貸し、賃借人はこれを賃借することを約する。
建物の所在場所
　　　　所在地：○○○
　　　　構　造：
　　　　床面積：　　　　平方メートルの内　　　　平方メートル（○階部分）

第２条　（期間）
　賃貸借の期間は、平成○年○月○日からとする。

第３条（賃料）
　（1）賃料は、１ヶ月金　　　　　円とし、賃借人は毎月末日までにその月分（又は翌月分）を賃貸人の指定する銀行口座に振り込んで支払うものとする。ただし、その賃料が経済事情の変動、公租公課の増額、近隣の家賃

との比較等により不相当となったときは、賃貸人は契約期間中であっても、賃料の増額の請求をすることができるものとする。

第4条（敷金）
　乙は、甲に対し、敷金として金　○○○円を本契約締結と同時に、預託し、甲はこれを受領した。
　　2　敷金は無利息とする。
　　3　乙は、本件建物を明渡すまでの間、敷金をもって賃料その他債務の相殺をすることはできない。

第5条（使用目的）
　賃借人は、建物を　診療所（及び事務所、車庫）　に使用するほか、他の用途に使用してはならない。

第6条（禁止事項）
　賃借人は、次の場合には、事前に賃貸人の書面による承諾を受けなければならない。
　（1）建物の模様替え又は造作その他の工作をするとき
　（2）賃借権の譲渡もしくは転貸又はこれらに準ずる行為をするとき

第7条（修理）
　建物の通常の維持管理に必要な小修繕は、賃借人が費用を負担して自ら行うものとする。

第8条（損害賠償）
　賃借人（その家族、使用人を含む）の責に帰すべき事由によって建物を破損又は滅失したときは、賃借人はその損害を賠償するものとする。

第9条（費用負担）
　賃貸人は、建物に関する公租公課を負担し、賃借人は電気、水道、ガス等の使用料を負担する。

第10条（解除）
　賃借人が次の一つに該当したときは、賃貸人は、催告をしないで直ちに本契約を解除することができるものとする。
　（1）二ヶ月分以上の賃料の支払いを怠ったとき
　（2）賃料の支払いをしばしば遅延し、その遅延が本契約における賃貸人と賃借

人との間の信頼関係を著しく害すると認められるとき。
（3）その他本契約に違反したとき。

第 11 条（敷金の返還）

甲は、本契約が終了し、乙から本件建物の明渡しを受けた場合は、その明渡し完了日に遅滞なく第 4 条の敷金を乙に返還し、乙に対して未払賃料請求権、現状回復費用請求権、その他本契約に関した乙の債務不履行よる損害賠償請求権を有している場合には、敷金をこれらの債務の弁済に充当することができ、これらを差し引いた残額を乙に返還する。

第 12 条（明渡）

賃借人は、建物の明け渡しに際し、自己の所有又は保管する物件を全部除去し、もし賃貸人の承諾なしに造作加工したものがあればすべて現状に復した上で、賃貸人の立会を求め、本件建物の引渡をするものとする。

第 13 条（合意管轄）

この契約に関する紛争については、賃貸人の居住地の管轄裁判所を第一審の裁判所とすることを各当事者は合意した。

上記の通り契約が成立したので、本契約書 2 通を作成し、双方押印の上、各 1 通を所持する。

平成　　　年　　　月　　　日

　　　　　　　　賃貸人　　現住所

　　　　　　　　　　　　　氏　名

　　　　　　　　賃借人　　現住所

　　　　　　　　　　　　　氏　名

第3章

個人開業医の相続・承継

1 医療機関の引き継ぎには必ず「課税関係」が生じる

> **Point**
> ■ ケースに応じた課税関係を確認。
> ■ 共済、保険医年金等の解約金は受け取り方に応じて申告が異なる。

　個人開業医として経営していた診療所など医療機関の引き継ぎは、今まで自分が経営していた診療所を閉院することを意味します。引き継ぎ先として、親から子ども、親戚や職員、あるいはそれ以外の人が考えられます。**閉院することにより**、先生がそれまでに築き上げてきた**診療所や病院の資産等について処分する必要**が出てきます。

　診療所の資産等の処分には次のケースがあります。
①診療所の資産等を廃棄した場合：事業所得の廃棄損として会計処理
②診療所の資産等を譲渡した場合：譲渡所得が発生
③診療所の資産等を贈与した場合：贈与税の課税あり
このように医療機関の引き継ぎを行うことは、必ず課税関係が生ずることとなります。

　閉院により廃業したとき、今後の先生の生活について考える必要があります。個人開業医の先生で、小規模企業共済（☞30ページ）等に加入していた場合は解約する必要が出てきます。解約した場合の受取方法として一時金で受け取れば退職所得となり、年金方式で受け取ると雑所得として課税されます。ただし年金方式で受け取る場合、雑所得の計算を行うにあたり「公的年金等控除額」を適用することができ

ます。

　また、開業医の先生は、各地域の保険医協会を通して全国保険医団体連合会が行う「保険医年金」に加入している場合があります。保険医年金を解約すれば一時所得として、年金方式で受け取れば雑所得としての申告が必要となります。

　閉院後その診療所を賃貸する場合には、不動産所得として申告する必要があります（☞104ページ）。

　医療法人の場合は、理事長・院長の職を譲ることにより診療所等の引き継ぎが可能となります。

　引き継ぎにより理事長を退任した場合は、役員報酬はなくなりますので、その時点で役員退職金を支給すれば退職所得となります。ただし医療法人の理事長・院長は退任しても、理事あるいは医師として残る場合もありますが、その場合でもその給与が理事長のときより少なくなれば、役員退職金の支給が可能となります。

　なお役員退職金の支給に際し、不相当に高額な部分の金額は過大な役員退職金として、法人税法上損金の額に算入されませんので注意が必要です。

　また退職後支給される給与については、従来通り給与所得となります（☞29ページ）。

　持分の定めのある医療法人の場合、理事長退任とともに、その持分を他の人に譲る場合があります。その場合は、譲渡所得あるいは贈与税が発生することになります（☞120ページ）。

　「持分の定めのない医療法人」（☞96ページ）の場合ですと、医療法人をどのように評価してスムーズに引き継ぎを行うか検討する必要があります。

2 自宅兼診療所と自宅外開業、それぞれの相続・承継のポイント

> **Point**
> - 自宅兼診療所の場合は改装又は新築費用がかかる。診療とプライベートの切り替えを上手に行う必要あり。
> - 自宅外開業の場合、家賃負担や大家との交渉が必要となる場合も。
> - 改装／新築費用は負担主によって税法上の扱いが異なる。

　開業にあたり、自宅と併設した「自宅兼診療所」と、「自宅とは別の場所」という選択肢がありますが、一概にどちらがよいとはいえません。開業しようとする地域の人口動態や、その周辺の医療機関の状況を把握した上で場所を決めるべきです。

　なぜならば開業場所によっては、既存の医院が存在していて、新しい患者さんを見つけるのが難しい所もありますので、どこの場所で開業するかは非常に重要です。

　自宅がある場所、自分が勤務していた病院のそばなど、地域の事情に明るい場所で開業するのも選択肢の1つです。

　自宅兼診療所として開業する場合、自宅の一部を診療所に改装する必要があります。また開業するのを機に、自宅兼診療所を新築する場合もあります。いずれの場合も、その改装あるいは新築資金を用意する必要があります。借入金を使って改装あるいは新築をした場合、その返済と利息の支払いは出てきますが、家賃が出てくることはありません。自宅兼診療所ですので、通勤にかかる時間は出てきませんが、

場所の移動がない分、診療時間とプライベートの時間の切り替えをうまく行う必要があります。

自宅とは別の場所で診療所を開業する場合、開業する場所を何カ所か見て回る必要があります。しかし、必ずしも希望にかなう場所が見つかるとは限りませんし、気に入った場所が見つかったとしても、通常は賃貸物件となりますので家賃負担が出てきます。そこで大家さんと、保証金をどうするか、家賃や管理費はどうするかなどの交渉をする必要があり、その上で改装費用が生じます。その保証金や改装資金として借入金を使った場合は、その返済と利息の支払いも生じます。

自宅と別の場所での開業は、通勤という移動の時間はありますが、職住分離ですので、診療時間とプライベートの時間の切り替えはスムーズにいくと考えられます。

(1) 自宅兼診療所を引き継いだ場合の改装費用

親が自宅に併設している診療所を閉院し、子どもがその場所で新たに開業する場合があります。そのようなときは、新たに診療を行う子どもの使い勝手のよいように親の持ち物である既存の診療所を改装するのが通例です。

その診療所の改装費用について、「親が負担する場合」と「子どもが負担する場合」の2つのパターンがあります。

❶ 親が負担する場合

親子とはいえ診療所を賃貸することになりますから、親は子どもから家賃をもらうことになります。

改装費用は、その家賃に対する費用として、不動産所得を計算する上での必要経費となります。改装費用は10万円以上となりますので、

減価償却資産として減価償却費の対象となります。ただし引退した親が、診療所を引き継いだ子どもと生計を一にしていた場合は、引き継いだ子どもから家賃をもらったとしても収入としない代わりに、親が負担した改装費用も必要経費にしません。

その場合は、診療所を経営する子どもの事業所得の経費として計上し、具体的には減価償却対象資産の減価償却費として計上します。

❷ 賃借人である子どもが負担した場合

賃借人である子どもが負担した場合は、事業所得の経費として計上します。具体的には、子どもの減価償却対象資産として減価償却費を計上します。なお、資金の出所がわかるようにしておく必要があります。

(2) 新たに新築する場合

親から子どもに診療所を承継するにあたり、診療所を新築する場合があります。そのとき、次の①と②の方法があります。

❶ 親の資金で診療所を新築し子どもはテナントとして入居する場合

親と子どもの生計が別のときは、子どもが支払った家賃は事業所得の必要経費になり、親は不動産所得として申告することになります。親が診療所として賃貸したことにより得た家賃収入は、消費税の課税対象となります。

相続が発生したとき、小規模宅地等についての評価減および貸家建付地として評価減ができます。

子どもが親と生計を一にしているときは、親に対する家賃の支払は

必要経費にならず、建物の減価償却費や固定資産税、修繕費等の維持管理費用は、子どもの事業所得の必要経費に算入します。

❷ 土地は親の名義のままで子どもが診療所を新築する場合

地代を支払わないで無償で使用する場合、「借地権の贈与」は生じませんが、相続時に更地として評価します。地代を支払うと、借地権課税が出てくる場合もありますので注意が必要です。

> 「生計を一にする」とは、明らかに互いに独立した生活を営んでいると認められる場合を除いて、同一の家屋に起居している場合は、これらの親族を「生計を一にする」親族といいます。また日常の起居を共にしていない親族でも、常に生活費や学資金、療養費等の送金が行われている場合も「生計を一にする」親族となります。

3　医療法人化のメリット/デメリット

> **Point**
> - 医療法人の新設は「持分の定めのない医療法人」のみ認められる。
> - 財産拠出が「贈与」とみなされ課税される場合がある。
> - 「基金拠出型の社団医療法人」であれば最初に拠出した分は取り戻せる。
> - 贈与とみなされないためには、①役員等のうち親族を1/3以下とする、②運営上特定の人に「特別の利益」を与えないようにする、の2点に注意が必要。
> - 医療法人の理事長や役員は「小規模企業等共済制度」に加入できない。
> - 健康保険や厚生年金など社会保険への加入が義務づけられている。

　診療所の事業承継にあたり、新たに医療法人を設立する場合があります。医療法人化のメリット・デメリットについては、価値観の問題もあり一概にはいえません。

(1) 医療法人の設立

　医師が1人いれば理事長に就任できますので医療法人を設立することは可能です。しかし、設立した医療法人の残余財産の帰属者は、①医療法31条に定める公的医療機関の開設者又はこれに準ずる者と

して厚生労働大臣が認めるもの
②財団である医療法人又は社団である医療法人であって持分の定めのないもの

とされています（厚生労働省令31条の2）。

| Web検索キーワード | 持分の定めのない医療法人 | 検索 |

医療法人の残余財産は出資者へ返還されませんので、「持分の定めのない社団医療法人」となります。

> **（医療法46条の3第1項）**
> 　医療法人の理事のうち1人は、理事長とし、定款又は寄附行為の定めるところにより、医師又は歯科医師である理事のうちから選出する。
>
> **（医療法44条4項）**
> 　第2項第9号に掲げる事項（解散に関する規定）中に、残余財産の帰属すべき者に関する規定を設ける場合には、その者は、国若しくは地方公共団体又は医療法人その他の医療を提供する者であって厚生労働省令で定めるもののうちから選定されるようにしなければならない。

なお医療法人の理事長について、「都道府県知事の認可を受けた場合は、医師又は歯科医師でない理事のうちから選出することができる」（医療法46条の3第1項の但し書き）という規定はありますが、次のような厳しい認可条件が課せられています。

1. 理事長が死亡し、又は重度の傷病により理事長の職務を継続することが不可能となった際に、その子女が医科又は歯科大

　　　　学（医学部又は歯学部）在学中か、又は卒業後、臨床研修その他の研修を終えるまでの間、医師又は歯科医師でない配偶者等が理事長に就任しようとする場合
2. 次に掲げるいずれかに該当する医療法人
　①特定医療法人又は社会医療法人（平成24年3月31日まで特別医療法人を含む。）
　②地域医療支援病院を経営している医療法人
　③財団法人日本医療機能評価機構が行う病院機能評価による認定を受けた医療機関を経営している医療法人
3. 候補者の経歴、理事会構成等を総合的に勘案し、適正かつ安定的な法人運営を損なうおそれがないと都道府県知事が認めた医療法人

(2) 基金拠出型社団医療法人の活用

　「持分の定めのない社団医療法人」は、その活動原資となる資金の調達およびその財産的基礎の維持を図るために、「基金」制度を活用できるとしています。

　「基金拠出型の社団医療法人」であれば、医療法人が解散したとき、残余財産の返還は受けられないとしても、最初に拠出した分を取り戻すことは可能となります。

　「持分の定めのない社団医療法人」で基金制度を採用する場合は、定款に第3章として「基金」の章を追加する必要があり、モデル定款例が厚生労働省より公表されています（「医療法人制度について」平成19年3月30日医政発第0330049号厚生労働省医政局長通知別添1より）。

> **基金**
>
> 　社団医療法人に拠出された金銭その他の財産で、その医療法人が拠出者に対して、定款の定めるところに従い返還義務を負うもので、剰余金の分配を目的としていません。金銭以外の財産の拠出については、拠出時医療法人に出資した財産は戻ってこないことになりますので、その財産の価額に相当する金銭の返還義務を負います。

（3）　医療法人設立にあたり注意する点

　医療法人を設立したとき、新しく設立した医療法人に贈与税が課税される場合（相続税法66条4項）や、**払い込み等をした個人に贈与税が課税される場合**（相続税法65条3項）がありますので注意が必要です。

　具体的にいいますと、持分の定めのない医療法人を設立するため財産を拠出する行為は、持分の定めのない法人に対し財産を贈与することとなります。

　持分の定めのない法人に対して財産の贈与があった場合、その贈与により贈与した者の親族等の相続税または贈与税の負担が不当に減少する結果になると認められる場合は、その「持分の定めのない法人」を個人とみなして、これに贈与税を課するとしています。

　そこで「持分の定めのない社団医療法人」の相続税または贈与税の負担が不当に減少すると認められないためには、「運営組織が適正である」とともに、定款に「その役員等のうち親族等の数がそれぞれの役員等の数のうちに占める割合が、いずれも3分の1以下とする旨の定めがある」ことが必要です（相続税法施行令33条、☞133ページ参照）。

　また「持分の定めのない法人」は、「その施設の利用」、「余裕金の運用」、「解散した場合における財産の帰属等」について、設立者、社

員、理事、監事等に対し特別の利益を与えるものに対して財産の贈与があった場合にも、その持分の定めのない医療法人から特別の利益を受ける者が、贈与を受けたとして贈与税が課税されます（相続税法65条）。

　事業承継するため「基金拠出型社団医療法人」でない医療法人を設立するときは、親族の役員に占める割合を3分の1以下にする必要があり、また医療法人の運営にあたっては、特定の人に「特別の利益」を与えたとみられないよう気をつける必要があります。

　その他の留意点として、**医療法人の理事長や理事等の役員は、小規模企業等共済制度**（☞30ページ）**に加入できません。また従業員も含めて、健康保険や厚生年金など社会保険への加入が義務づけられています。**

4　閉院に向けた整理には何が必要か

> **Point**
> - M&A 仲介業者はいるが、診療所ごとの売却・贈与契約が成立する可能性は高くない。
> - 土地・建物の売却は譲渡所得として申告が必要。
> - 医療機器や車などの売却は消費税の課税対象にもなる。

　開業医に定年はありません。喜寿や卒寿を迎えても開業医を続けることは可能ですが、一定の年齢に達すると、気力・体力の限界を感じはじめ、ハッピーリタイアして第二の人生を楽しみたいと考えるようになります。そのとき個人開業医の先生は、診療所の承継について考えざるをえません。

　一番よいのは、自分の子どもたちの誰かが、自分の人生の大半を捧げた診療所を引き継いでくれることです。しかし諸々の事情から、子どもたちが診療所を引き継いでくれるとは限りません。

　その場合、診療所ごと売却できるものなら売却する、または贈与してしまう、最後の手段として診療所を閉院するというような選択を迫られます。

　その地域に診療所が不足している場合は、診療所ごと売却したり贈与したりすることは可能だと思いますが、そのような地域に来て診療を続けてくれる医師を探すのは難しいともいえます。

　それ以外の地域ですと、新しく開業する先生が、あえてその場所で診療するメリットがあるか否かです。一定の患者層がその診療所に来ているとはいっても、それは先生が今まで患者さんと培ってきた関係

から来院してくるのであって、新しい医師が同じ場所で開業したからといって患者さんが来てくれるとは限りません。ましてや診療科目が異なりますと新しい先生にとって一からのスタートと同じです。企業譲渡と企業譲り受けを仲介する業者（M&Aを仲介する業者）もいますが、診療所ごとの売却や贈与契約が成立する可能性は低いといえましょう。

　自分の子どもやよほど親しい親族、あるいは信頼できる学校の後輩が引き受けてくれない以上、閉院に向けて検討していく必要があります。

　閉院に向けた整理に当たり、関係者に閉院することをいつ伝えるかは非常に重要です。

　とくに従業員は先生の診療所に勤めることで生計を成り立たせていますので、閉院するということは今後どう生活していくかにも関係します。

　また閉院することを患者さんが知った瞬間、他の医療機関に移るかもしれません。患者さんの行動によっては、即座に経営に影響が出てきます。

　自分の後をついでくれる人がいるのかいないのか、また診療所は自分で所有しているのか否かなどを勘案した上で、

＊閉院する気持ちに揺るぎがない
＊閉院後の配偶者を含めた自分たちの人生設計、生活設計が明確であること

により関係者に閉院を伝えます。

　個人開業している先生が閉院するためには、閉院に向けた整理に当たり諸々な準備が必要となります。

　閉院に向けた綿密なタイムスケジュールを組むことが必要で、最低でも1年間は見ておいた方がよいでしょう。

■……（１）診療所の土地と建物

　自分の後を継いでくれる人がいない場合で、診療所の土地と建物を自分で所有しているときは次のようになります。
①自宅兼診療所を改装して自宅として使用する。
②自宅兼診療所でも、その診療所部分を賃貸する。
③自宅と診療所が別の場所にある場合、その診療所を賃貸または売却する。

　このうち②および③については、その建物の構造にもよりますが、そのまま診療所として賃借してくれる第三者の先生を見つけるのは難しいかもしれません。そのような先生が見つかれば、受け取った家賃は「不動産所得」として申告する必要があります。

　診療所として借りてくれる先生もいないので、閉院するにあたり診療所の土地と建物を売却して、リタイア後の生活費に充当する場合があります。その場合、土地・建物の譲渡として分離した譲渡所得の申告が必要となります。

　「土地・建物等の譲渡所得」の計算は次の通りです。

> （譲渡収入金額）－（譲渡資産の取得費）－（譲渡費用）
> 　＝譲渡所得の金額

▶ 土地・建物の譲渡所得は、総合所得となる他の譲渡所得と分離して税額計算します（分離課税）。
▶ 譲渡した年の１月１日において所有期間が５年以下の場合は分離短期譲渡所得となり、５年を超えている場合は分離長期譲渡所得となります。

表1 土地・建物の譲渡所得の税率

区分	所得税等※	住民税	合計
課税長期譲渡所得金額	15$\frac{315}{}$%	5%	20$\frac{315}{}$%
課税短期譲渡所得金額	30$\frac{63}{}$%	9%	39$\frac{63}{}$%

※復興特別所得税を含んでいます。

土地・建物の譲渡所得の税率は表1に示しました。

なお、その診療所を賃借していた場合は、もとの状態に戻して返却する必要があります。

| Web検索キーワード | 分離課税 | 検索 |

（2） 動産等の資産と負債の整理

閉院に向けて、医療機器、車両など動産等の資産と負債の整理をします。

❶ 贈与による整理

子どもなど診療所を引き継いでくれる人がいる場合、医療機器、車両など動産等の資産や負債について、**これらの資産を負債付きで贈与する場合があります**。医療機器、車両など動産等の資産や負債は、通常簿価で評価します。

引き継ぐ負債より資産のほうが多い場合と、引き継ぐ資産より負債のほうが多い場合があります。

引き継ぐ負債より資産のほうが多い場合〔例：（資産）350万円－（負債）150万円＝200万円〕（表2）は、負担付贈与といって、事業

表2 引き継ぐ負債より資産の方が多い場合

資産		負債	
医療用車両	200万円	買掛金	50万円
医療機器	150万円	未払金	100万円
合計	350万円	合計	150万円

表3 引き継ぐ資産より負債の方が多い場合

資産		負債	
医療用車両	20万円	買掛金	50万円
医療機器	10万円	未払金	100万円
合計	30万円	合計	150万円

を引き継ぐ先生が200万円に対する贈与税を負担します。

引き継ぐ資産より負債のほうが多い場合〔例：（資産）30万円－（負債）150万円＝△120万円〕（表3）も負担付贈与になります。この場合は、事業を引き渡す先生が120万円に対する贈与税を負担します。

❷ 譲渡による整理

医療機器や車両など動産等資産を譲渡する場合は、譲渡所得と消費税が出る場合があります。
1. 簿価で譲渡した場合は、譲渡所得は生じません。
2. 簿価が引き継ぎ価額より大きい場合は、譲渡損が生じます。その譲渡損は、損益通算といって、事業所得や他の所得から控除することができます。

3. 引き継ぎ価額が簿価より大きい場合は、譲渡所得が発生します。しかし譲渡所得については、特別控除として、最高50万円をその譲渡益から控除することができます。

先ほどの医療用車両と医療機器の簿価が350万円として、500万円で売却したとしますと、

100万円〔500万円－350万円－50万円〕
(特別控除)

が譲渡所得になります。

またその譲渡が、長期の譲渡か短期の譲渡（5年以内）か注意する必要があります。

長期の譲渡（5年超）の場合は、特別控除後の金額を2分の1した金額が譲渡所得となり、上記の譲渡所得は50万円（100万円×$\frac{1}{2}$）となります。

なお、**医療機器や車両など動産等資産を譲渡したときは、簿価で譲渡して譲渡所得が生じなかったとしても、先生の診療所が消費税の課税事業者であったときは、売却金額が消費税の課税売上となりますので注意が必要です。**

❸ 医薬品等の在庫

未使用の医薬品や医療材料は、問屋さんに引き取ってもらいます。

開封したりしていて、引き取ってもらえない医薬品や医療材料については、廃棄処分することになります。その場合、廃棄した薬品や医療材料の明細を作成しておく必要があります。また医薬品や医療材料の売却は、棚卸資産の譲渡なので事業所得の収入として計上します。

❹ 事業用の債権および債務

　医療未収金は、廃業後の請求、減点、返戻に注意が必要で、年末廃業でなく数カ月間の余裕をみて廃業する必要があります。

　なお、基金事務所や国保連合会等から振り込まれる医療未収金は、引き継がないで残す場合が多いといえます。

❺ リース契約の処理

　閉院する場合、リース残額の支払が必要となります。リースを引き継いでくれる人がいる場合は、引き継いでくれる人を含めてリース会社との間で新たに債権譲渡等の契約を結ぶ必要があります。

❻ 従業員の退職金について

　子どもが親の診療所を引き継いだとしても、親の個人事業は廃止になり、従業員との雇用関係はいったん終結することになります。

　従業員にとっては、今後どう生活していくかにも関係しますので、その後の処遇について従業員と話し合う必要があります。

　とくに子どもが従業員を継続して雇用する場合、通常、閉院する診療所の勤続期間の方が長く、新規開業する子どもの診療所での勤続期間は短くなります。

　継続雇用した従業員に退職金を支払う場合、新規採用扱いでないと、閉院した診療所の勤続期間も含めて退職金を支払うことになります。そのとき閉院した診療所の勤続年数を考慮しないで支給しますと、「過去の勤続分の退職金についてどうなっているのか」と、従業員からクレームをつけられることにもなりかねません。

　そこで子どもが同じ従業員を継続して雇用する場合でも、閉院と同時に退職扱いとして従業員に退職金を支払った方が、トラブルは少な

いといえます。

　子どもは、引き続き従業員を雇用する場合でも、改めて新規採用として、従業員と給与体系、賞与、退職金、とくに自分の診療方針について、きちんと話し合いをしておくことが大切です。

❼ マイナンバーの廃棄

　個人番号が記載された書類等は、その事務を処理する必要がなくなったときは、個人番号を削除又は書類等を廃棄しなければなりません（☞51ページ参照）。

5　記録の保存はどこまですべきか

> **Point**
> ■ 各書類の法定保存期間は保存が必要。
> ■ 個人番号（マイナンバー）が記載された書類は、その番号を取り扱う事務を行う場合に限り保存できる。

　診療所や病院は、毎年ダンボール1箱では収まりきれない量の書類となります。医療機関で文書保存が義務づけられている書類を大きく分けますと、
①医師法等の法律によるもの（**表4**）
②税法による税務関係書類（**表5**）
③雇用保険等の法律によるもの（**表6**）
に分類することができます。

　閉院する場合、主な書類の法定保存期間は次のようになりますので、その間は保存しておく必要があります。

　なお、**個人番号（マイナンバー）が記載された書類等は、その個人番号を取り扱う事務を行う場合に限り保管することができます。**

表4　医師法等の法律による書類の保存期間

書類	保存期間
診療録（カルテ）	診療完結から5年間
レントゲンフィルムその他診療に関わる帳簿類	診療完結から3年間

表5　税法による税務関係書類の保存期間

	帳簿および書類等	保存期間
個人の青色申告者	①帳簿書類（標準的な簡易帳簿の場合は、現金出納帳、売掛帳、買掛帳、経費帳、固定資産台帳） ②決算関係書類	7年
	現金預金等関係書類	7年 （前々年分所得が300万円以下の人は5年）
	その他の書類	5年
個人の白色申告者	収入金額や必要経費を記載した帳簿（法定帳簿）	7年
	業務に関して作成した上記以外の帳簿（任意帳簿）	5年
	①決算に関して作成した棚卸表その他の書類 ②業務に関して作成し、または受領した請求書、納品書、送り状、領収書などの書類	5年
医療法人	①帳簿 　イ）総勘定元帳、仕訳帳、現金出納帳、売掛金元帳、買掛金元帳、固定資産台帳、売上帳、仕入帳等 　ロ）課税仕入等の税額の控除に係る帳簿、請求書等 　ハ）資産の譲渡等、課税仕入、課税貨物の保税地域からの引き取りに関する帳簿 ②書類 　棚卸表、貸借対照表、損益計算書、注文書、契約書、領収書等	確定申告書の提出期限から7年間 （注）医療法人については、2008（平成20）年4月1日以後に終了した欠損金の生じた事業年度から9年間、2018（平成30）年4月1日以後に開始する事業年度から10年間 （注）①ロについて5年経過後は、帳簿または請求書等のいずれかを保存
申告書等	①給与所得者の扶養控除等（異動）申告書 ②配偶者特別控除申告書 ③保険料控除申告書 ④給与所得者の住宅借入金等特別控除申告書 ⑤源泉徴収簿（賃金台帳）	7年

表6　雇用保険等の法律による書類の保存期間

雇用保険等関係書類	保存期間
健康診断個人票	5年
雇用保険の被保険者に関する書類	4年
①労働者名簿 ②賃金台帳 ③雇入れ・解雇・退職に関する書類 ④災害補償に関する書類 ⑤賃金その他労働関係に関する重要書類 ⑥労働保険（雇用／労災）の徴収と納付に関する書類	3年
①健康保険・厚生年金保険に関する書類 ②雇用保険に関する書類	2年

　そこで個人番号が記載されている書類等のうち所管法令で一定期間保存が義務づけられているものは、その期間に限って保管することとなりますが、**期間経過後は速やかに個人番号を削除または書類等を廃棄する必要があります**。たとえば、**扶養控除等申告書は7年間保存することが義務づけられていますが、その期間を経過した場合は、個人番号が記載された扶養控除等申告書をできるだけ速やかに廃棄する必要があります**。ただし、扶養控除等申告書の個人番号部分を復元できない程度にマスキングまたは削除することは認められています（☞51ページ参照）。

6 兄弟が何人もいる場合の相続の考え方

Point

- 特定の子どもだけに相続財産がいくことは避けるべき。
- 土地・建物を共有で登記するのは権利関係を複雑にするだけ。売却して相続税の支払いに充てる以外は避ける。
- 「この財産はこうしたい」と日頃から話しておき、兄弟間を仲良く導くのが安全な相続の第一歩。

相続人間で相続財産の分割が必ずしも円滑に行われるとは限りません。すでに母親や父親が亡くなっていて、子どもたち兄弟だけで相続になった場合、兄弟間の話し合いがつかず、家庭裁判所のお世話になる例が増えています。

相続財産の分割にあたっては、親の診療所を継いだ相続人とそれ以外の相続人の間で、できるだけもめないようにする必要があります。そのような事態を回避するために、遺言書を作成するのも1つの方法です（ 60ページ）。

しかし遺言書を作成したからといって、親の意思と子どもたちの意思が必ずしも一致しているとは限らず、安心するわけにはいきません。子どもたちは、それぞれ遺留分があります。遺言書によって1人の子ども、あるいは特定の子どもだけに相続財産がいくことは、兄弟間の不和の原因となりますので避けるべきです。

また兄弟はみな平等に相続させるとして、土地や建物を共有で登記する方法もお勧めできません。共有登記するということは、その物件を兄弟で共有して持つことであり、その土地を処分したり建物を建て

替えたりしようとしても、共有者全員の意思が統一しない限り動かすこともできなくなります。そして共有者の1人が死亡した場合は、共有者の配偶者や子どもたちがその土地や建物の共有者となりますので、よけいその物件の権利関係を複雑にしてしまいます。

　そこで**診療所を継ぐ後継者がいる場合は、診療所など必要な土地や建物は、その後継者が相続するようにしておく必要があり、遺言書で物件を特定しておくことは有効な手段といえます。**

　その他の兄弟に対しては、日頃から現金や預貯金、有価証券などを相続するように言っておくことが大切です。

　土地や建物を共有する場合として考えられるのは、土地や建物をいくつか所有していて、その中の1つを売却して相続税の支払いに充てるなど目的がある場合です。

　土地や建物を共有して所有し、売却して相続税の支払いに充てれば、土地等の譲渡所得に係る所得税が少なくなります。

　すなわち、相続又は遺贈により取得した資産を相続開始の日の翌日から相続税の申告書の提出期限の翌日以後3年以内に譲渡した場合は、通常の取得費に相続税額のうち一定額を加算することができ、その計算式は次のようになります。

$$確定相続税額 \times \frac{譲渡した土地の相続税の課税価格}{相続税の課税価格}$$

　仲のよい兄弟もいますが、「兄弟は他人の始まり」というように絶縁関係になることもあります。しかし親の財産について、相続人間で話し合うこともできない、行き来もできなくなるというのは寂しい限りです。

　相続のとき相続人間でもめないようにするためには、相続人に「こ

の財産はこうしたい」と日頃から話しておくことは大切なことです。
　日頃から兄弟間を仲よくするように導いていくのは、親の責務なのかもしれません。

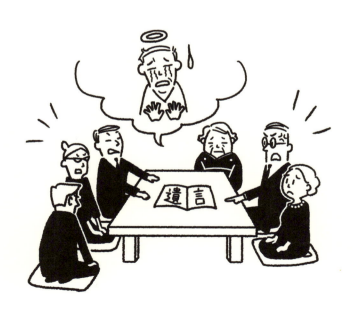

第4章
医療法人の相続・承継

1 個人開業医の相続・承継と何が違うのか

> **Point**
> ■ 後継の医師がいる場合は理事長の交代だけで相続・承継が終了。

　個人開業医の相続が発生したとき、医療に関係する事業用財産も相続財産となります。

　すなわち、医療未収金や医療用自動車など事業用資産と、買掛金や未払金など事業用負債のすべてを相続財産として評価し、分割協議の対象にする必要があります。

　特に問題となるのは、診療所の事業用資産として使用していた預金です。

　名義は個人名義ですので、金融機関は本人の死亡を確認した時点で、その預金口座を凍結します。その凍結を解除するためには相続人全員の合意が必要となり、手続きに時間がかかることになります。

　先生の急な死亡で医院の預金が凍結され、残された遺族が職員に対する給与の支払いや諸経費の支払いであわてたケースもありました。

　また後継者がいる場合でも、親の診療所は閉院となりますので閉院手続をし、引き継ぐ子どもは新たに開院することになりますので開院の手続きをすることが必要となります。

　それに対して**医療法人の場合、後継者となる医師がいる場合は、理事長の交代だけで終了します。閉院と開院という新たな手続きを必要としません。**

　また持分の定めのある医療法人の出資部分を評価するために、医療

法人の資産と負債を評価しますが、医療法人の個々の資産や負債を相続財産として分割協議の対象にすることはありません。

持分の定めのない医療法人では、持分がないわけですから、その医療法人が相続財産の対象になるという概念もでてきません。

医療法人は医師一人でも設立できます。**後継者がいる場合には、事業用資産や負債を相続財産として評価して分割協議する必要がなくなることから、医療法人の設立を検討する余地はあるといえます。ただし、持分の定めのない医療法人の設立しか認められていないことに留意する必要があります。**

> 親が生きているときは身内である兄弟姉妹が医療法人の理事でよかったのですが、相続を機に仲たがいして、医療法人を引き継いだ理事長兼院長と他の身内である理事との間がぎくしゃくしてしまい、医療法人の運営が円滑にいかなくなった場合もあります。理事会の構成員である理事と監事の選任についても注意が必要です。

2　持分あり医療法人の財産はどう評価される？

> **Point**
> ■ 持分の定めのある医療法人の評価は取引相場のない株式の評価方法に準じる。
> ■ 医療法人の営業権は評価しない（財産評価基本通達）とされているが、医療法人を譲渡する場合は営業権を認識した合意をして取引が行われている。

　持分の定めのある医療法人の理事長退任とともに、その持分を他の人に譲ることがありますが、その場合、譲渡所得あるいは贈与税が発生することになります。また出資者が亡くなったことにより相続が発生し、出資持分を評価する場合もあります。

　税務上、持分の定めのある医療法人の評価は、取引相場のない株式の評価方法に準じて計算した価額によって評価します。取引相場のない株式の価額は、評価する会社が、「大会社」なのか「中会社」なのか「小会社」なのかによって評価方法が変わります。

　大会社の株式は、「類似業種比準方式」によって評価し、中会社の株式は、「類似業種比準方式と純資産価額方式の併用方式」で評価します。そして小会社の株式は、原則として「純資産価額方式」での評価となります（☞9ページ）。

　したがって**医療法人の規模により、「類似業種比準方式」、「類似業種比準方式と純資産価額方式の併用方式」、「純資産価額方式」のうちのいずれかの方法で評価することになります**。しかし医療法人は、配当することは禁止されていますので、類似業種比準価額を計算する上

で1株当たりの年配当金額は比準要素から除外しています。

類似業種比準価額に定める算式は次のようになります。

$$A \times \left(\frac{\frac{©}{C} \times 3 + \frac{Ⓓ}{D}}{4} \right) \times 0.7$$

A：類似業種の株価
©：評価会社の1株当たりの利益金額
Ⓓ：評価会社の1株当たりの純資産価額
　　（帳簿価額によって計算した金額）
C：課税時期の属する年の類似業種の1株当たりの年利益金額
D：課税時期の属する年の類似業種の1株当たりの純資産価額
　　（帳簿価額によって計算した金額）

ただし、中会社に相当する医療法人の場合は、上記算式中の「0.7」は「0.6」に、小会社に相当する医療法人の場合は「0.5」とします。

なお医療法人であっても、「特定の評価会社の株式」、「比準要素数1の会社」、「土地保有特定会社」、「開業後3未満の会社」、「開業前又は休業中の会社」に該当するときは、それら特定の評価会社の株式の評価方法に準じて評価しますので注意が必要です。

営業権をどう考えるか

持分の定めのある医療法人で、その持分を他の人に譲渡する場合に、その医療法人の営業権をどう評価するかの問題が出てきます。

最高裁判決で「営業権とは、当該企業の長年にわたる伝統と社会的信用、立地条件、特殊の製造技術及び特殊の取引関係の存在並びにそれらの独占性等を総合した、他の企業を上回る企業収益を獲得することができる無形の財産的価値を有する事実関係である」と判示してい

ます。

財産評価基本通達では、「医師、弁護士等のようにその者の技術、手腕又は才能等を主とする事業に係る営業権で、その事業者の死亡と共に消滅するものは評価しない」としていますが、**医療法人を売買するにあたり、当事者間では営業権を認識した合意をして、営業権を評価した取引が行われます。**

たとえば病院などの場合、専門医の存在や手術の実績、許可されたベッド数などを勘案して営業権を認識しています。

なお、財産評価基本通達では、「営業権」を次のように評価します。

(1) 平均利益金額×0.5 －標準企業者報酬額－総資産価額
　　×0.05 ＝超過利益金額
(2) 超過利益金額×営業権の持続年数（原則として10年とする）
　　に応ずる基準年利率による複利年金現価率＝営業権の価額

あくまで税法における営業権の評価ですが、営業権を評価する上での参考として利用されています。

❶ 平均利益金額

平均利益金額とは、「課税時期の属する年の前年以前3年間（法人にあっては、課税時期の直前期末以前3年間）における所得の金額の合計額の3分の1に相当する金額（その金額が課税時期の属する年の前年、法人の場合は課税時期の直前期末以前1年間の所得金額を超える場合には、課税時期の属する年の前年の所得金額）」をいいます。

❷ 標準企業者報酬額

標準企業者報酬額とは、平均利益金額の区分に応じて、表1のように計算します。なお平均利益金額が5,000万円以下の場合は、標準企業者報酬額が平均利益金額の2分の1以上の金額となりますので、営業権の価額は算出されないことになります。

表1　標準企業者報酬額の計算のしかた

平均利益金額の区分	標準企業者報酬額
1億円以下	平均利益金額×0.3＋1,000万円
1億円超3億円以下	平均利益金額×0.2＋2,000万円
3億円超5億円以下	平均利益金額×0.1＋5,000万円
5億円超	平均利益金額×0.05＋7,500万円

❸ 純資産価額

総資産価額とは、財産評価基本通達により評価した課税時期（法人にあっては課税時期直前に終了した事業年度の末日とします）における企業の総資産の価額をいいます。

3 相続税対策としての持分なし医療法人への移行は本当に得なのか

> **Point**
> ■ 持分が相続財産になるということは、その医療法人に資産的価値があることを意味する。
> ■ 子の代には相続税の節税が図れるが、解散後の残余財産は個人のもとへは返還されなくなる。遠い将来を見据えた判断を。

　持分の定めのある医療法人に出資した持分は、相続財産となります。しかし、持分の定めのある医療法人から、持分の定めのない医療法人に移行しますと、持分がないわけですから相続財産にはなりません。

　そこで相続税対策の一環として、医療法人を引き継ぐ子どもなど後継者がいるとき、持分の定めのある医療法人から持分の定めのない医療法人に移行することで、相続税の節税を考える場合があります。

　しかし、その医療法人の持分が相続財産になるということは、その医療法人に資産的価値があることを意味します。

　持分の定めのある医療法人を持分の定めのない医療法人にして、医師である後継者の子どもが理事長に就任して経営を引き継いだとします。子どもの代では相続税の節税を図れますが、孫やひ孫が、その医療法人を継ぐとは限りません。

　医療法人が解散する事由として、目的たる業務の成功の不能や社員の欠亡の場合があります。持分の定めがない医療法人ですと、医療法

人を解散して清算した後に残った残余財産の帰属先は、
① 国
② 地方公共団体
③ 日本赤十字社などの公的医療機関の開設者
④ 一般社団法人または一般財団法人である都道府県医師会または都市区医師会
⑤ 持分の定めのない財団医療法人または社団医療法人

に限定され、個人のもとに返還されません。今まで築き上げてきた財産が相続人たる個人に戻らなくてよいのか、またその医療法人を解散しないで売却するにしても、持分のない医療法人ですので足下を見られかねません。

　持分の定めのある医療法人から持分の定めのない医療法人に移行したほうがよいかどうかは、一時の相続税の節税だけでなく遠い将来を見据えた上で慎重に判断する必要があります。

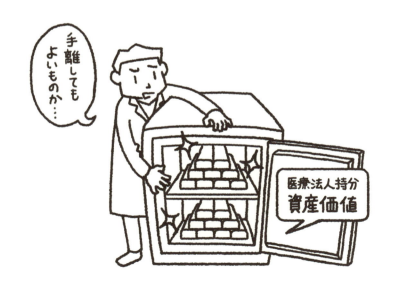

4 認定医療法人とは何か

> **Point**
> ■ 持分なし医療法人への移行、経過措置の認定期間は2017年9月30日まで。

　認定医療法人は、「良質な医療を提供する体制の確立を図るための医療法等の一部を改正する法律」（平成18年法律第84号）の附則第10条の4第1項に規定されており、移行計画の認定を受けた経過措置医療法人をいいます。

　2014年10月1日（平成26年改正医療法施行日）から3年（2017年9月30日）間は、移行計画の認定制度が実施されていますので、この期間内に移行計画を作成し、厚生労働大臣の認定を受ける必要があります（図1）。

　認定医療法人は、2014（平成26）年税制改正で、「医業継続に係る相続税・贈与税の納税猶予等」が創設されたことと関係します。

　相続人が「持分の定めのある医療法人」の持分を相続または遺贈により取得した場合、その医療法人が相続開始のとき「認定医療法人」（相続税の申告期限または平成26年改正医療法施行日から起算して3年を経過する日のいずれか早い日までに厚生労働大臣の認定を受けた医療法人を含みます。）で、相続開始のときから相続税の申告期限までに、認定医療法人の持分の全部または一部を放棄したときは、その相続人の相続税額から「医療法人持分税額控除額」として、放棄した持分に対応する相続税額を控除します。

　また担保提供を条件に、その相続人が納付すべき相続税額のうちそ

図1　認定制度の流れ

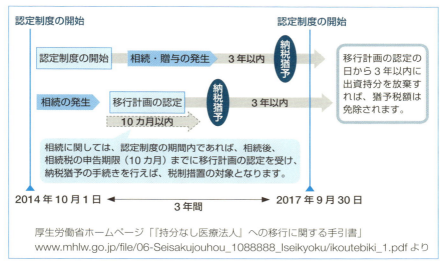

厚生労働省ホームページ「『持分なし医療法人』への移行に関する手引書」
www.mhlw.go.jp/file/06-Seisakujouhou_1088888_Iseikyoku/ikoutebiki_1.pdf より

の認定医療法人の持分に係る課税価格に対応する相続税額については、移行計画の期間満了までその納税が猶予され、移行期間内にその相続人が持分のすべてを放棄した場合には猶予税額が免除されます。

　贈与税との関係では、通常、持分の定めのある医療法人の出資者が持分を放棄すると、他の出資者の持分の価額が増加することになりますので、その増加した部分は経済的利益の贈与を受けたとみなされて「他の出資者」に贈与税が課されます。

　その医療法人が認定医療法人であるときは、担保提供を条件に、「他の出資者」が納付すべき贈与税額のうちその経済的利益に係る課税価格に対応する贈与税額は、移行計画の期間満了までその納税が猶予され、移行期間内に「他の出資者」が持分のすべてを放棄した場合には、猶予税額が免除されます。

　ただし、移行期間内に持分の定めのない医療法人に移行しなかった場合や認定の取り消し、または持分の払い戻し等の事由が生じた場合

は、当然のことですが、猶予された税額を納付することとなります。

　医療法人持分納税猶予額の全部が確定する場合には、次のようなものがあります。

> 1. 相続税の申告期限から認定医療法人の認定移行計画に記載された移行期限までの間に、認定医療法人の持分に基づき出資額に応じた払戻しを受けた場合
> 2. 相続税の申告期限から認定医療法人の認定移行計画に記載された移行期限までの間に、認定医療法人の持分の譲渡をした場合
> 3. 認定医療法人の認定移行計画に記載された移行期限までに、新医療法人への移行をしなかった場合
> 4. 認定医療法人の認定移行計画について、厚生労働大臣の認定が取り消された場合
> 5. 認定医療法人が解散した場合（合併により消滅する場合を除きます）
> 6. 認定医療法人が合併により消滅した場合（合併により医療法人を設立する場合において相続人等が持分に代わる金銭その他の財産を受けないなど一定の場合を除きます）

　また基金拠出型医療法人に移行した場合は、持分のうち基金として拠出した部分に対応する猶予税額については納付することとなります。なお猶予税額の全部または一部を納付する場合は、相続税の申告期限からの期間に係る利子税、すなわち延滞税を合わせて納付することとなります。

　「持分なし医療法人」へ移行するためには、移行計画を厚生労働省に申請して認定を受けて「認定医療法人」になる必要があり、**移行計**

画には、移行する新医療法人の種類を記載することになっています（図2）。

図2 移行計画の認定から持分なし医療法人への移行までの流れ

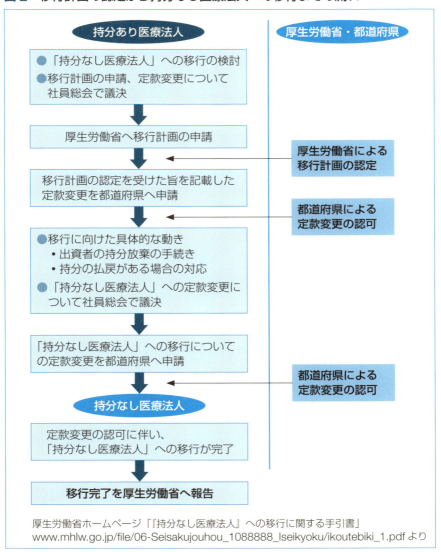

厚生労働省ホームページ「『持分なし医療法人』への移行に関する手引書」
www.mhlw.go.jp/file/06-Seisakujouhou_1088888_Iseikyoku/ikoutebiki_1.pdf より

5 認定医療法人制度活用のための対策と注意点

> **Point**
> ■ 持分なし医療法人への移行の際に出資者の権利消滅による経済的利益について、医療法人に贈与税が課される場合がある。相続税法33条3項の贈与税非課税要件をよく確認すべき。

　持分の定めのある医療法人が認定医療法人になるのは、医療法人の持分を放棄して持分なし医療法人に移行するためです。

　持分なし医療法人でも、拠出した金額について返還可能とする医療法人の形態、すなわち、医療法人の種類の1つとして、拠出した金額について戻すことができる「基金拠出型医療法人」がありますので、すべての持分を放棄してしまうのか慎重に検討する必要があります。

　「基金拠出型医療法人」にしますと、基金として拠出した金額は債務とみなされますので、基金については返還可能になります。

　ただし納税猶予された相続税や贈与税がありますと、「基金拠出」した金額に対応する部分の相続税や贈与税額は納付する必要が出てきます。

　基金拠出した金額に対応する税額について贈与税は、次のように計算します。

基金拠出した金額に対応する贈与税額の計算の算式

$$確定相続税額 \times \frac{A - B}{納税猶予分の贈与税額 \times C \times D} = 納付すべき贈与税額$$

A：基金として拠出した金額
B：自己所有持分相当額
　　自己所有持分相当額とは、
　　拠出直前に受贈者が有していた持分の価額×(1－納税猶予割合)
C：拠出直前に受贈者が有していた持分の価額
D：納税猶予割合
　　納税猶予割合とは、

$$\frac{経済的利益の価額}{経済利益の価額 + 放棄直前に受贈者が有していた持分の価額}$$

具体例でみてみましょう。

1. 出資額（自己所有持分）500万円
2. 経済的利益の価額（他の出資者の持分放棄により増加した持分 300万円）
3. 納税猶予分の贈与税額 19万円
4. 出資額と経済的利益を加えた800万円のうち200万円を放棄し、600万円を基金拠出

算式 C は 800 万円、D の納税猶予割合は 37.5%（$\frac{300万円}{300万円 + 500万円}$）となり、算式の分母は 300 万円（800 万円 × 37.5%）となります。算式 A は 600 万円、B は 500 万〔800 万円 ×（1 － 0.375)〕となり、算

式の分子は100万円（600万円－500万円）となります。そこで、19万円（納税猶予分の贈与税額）×$\frac{100万円}{300万円}$＝63,333円→63,300円（100円未満切捨て）が、自己所有持分を超えた部分の贈与税額として納付することになります。

　「持分なし医療法人」へ移行するにあたり気をつけなければならない重要な注意点は、**「持分なし医療法人」に移行した際に相続税法66条4項の規定に該当しますと、医療法人に対して贈与税が課されてしまいます。**

　相続税法66条4項の規定とは、持分の定めのない医療法人に対し、財産の贈与や遺贈があった場合に、その贈与や遺贈をした者の親族等の相続税や贈与税の負担が「不当に減少する結果になると認められるとき」は、「持分なし医療法人」を個人とみなして贈与税や相続税が課されます。

　出資持分の放棄により、出資者の権利消滅に係る経済的利益について医療法人に贈与税が課される場合がありますので、「持分なし医療法人」が個人とみなされて贈与税が課されないようにすることが重要です。

　次に示した相続税法施行令33条3項に規定する「贈与税非課税要件」に該当すれば、医療法人への贈与税課税を回避することができます。

　なお、この認定医療法人制度を活用したことで医療法人持分納税猶予税額がある場合に、認定医療法人の移行期限までに、この制度を利用した相続人が死亡したときは、その相続人に係る医療法人持分納税猶予税額の納付義務は、その相続人の相続人が承継することとなり、死亡した相続人に係る医療法人持分納税猶予額は免除されません。

持分あり医療法人から持分なし医療法人への移行に関する税制について

（贈与税非課税基準について）
　相続税法施行令第33条第3項に基づき、以下の基準に該当する場合には、贈与税は非課税（なお税務当局の個別判断により課税される場合がある。）

①運営組織が適正であること（医療法施行規則第30条の35の2第1項第2号の規定による）
- 社会保険診療（租税特別措置法第26条第2項に定める給付、医療、介護、助産、サービス）、健診、助産に係る収入金額が全収入金額の80％超
- 自費患者に対する請求金額が社会保険診療報酬と同一基準
- 医業収入が医業費用の150％以内
- 役員、評議員に対する報酬等が不当に高額にならないような支給基準を規定
- 病院、診療所の名称が医療連携体制を担うものとして医療計画に記載
  ※医療法第30条の4第2項第4号、第5号：がん、脳卒中、急性心筋梗塞、糖尿病、精神疾患、救急医療、災害医療、へき地医療、周産期医療、小児医療（小児救急医療を含む）、都道府県知事が特に必要と認める医療

②役員等（社員は含まれない）のうち親族・特殊の関係のある者は1/3以下であること（定款、寄附行為にその旨の定めがあること）

③法人関係者に対し、特別の利益を与えないこと

④残余財産を国、地方公共団体、公益社団・財団法人その他の公益を目的とする事業を行う法人（持分の定めのないもの）に帰属させること（定款、寄附行為にその旨の定めがあること）
⑤法令に違反する事実、帳簿書類の隠ぺい等の事実その他公益に反する事実がないこと
※このほか、理事・監事・評議員の定数や選任、理事会・社員総会・評議員会の運営に関する要件がある。

厚生労働省ホームページ「『持分なし医療法人』への移行に関する手引き書」（www.mhlw.go.jp/file/06-Seisakujouhou_1088888_Iseikyoku/ikoutebiki_1.pdf）40頁より

6 含み財産がある場合の対策と注意点

> **Point**
> - 医療法人への出資金は繰越剰余金（含み財産）を加えて相続税・贈与税額が評価される。
> - 出資者が役員であれば、役員退職金を支払うことで含み益を圧縮することができるが、過大な退職金として否認されないよう合理的な算出根拠を説明できるようにしておく。

　持分の定めのある医療法人の出資者は、出資持分に応じた額の払い戻しを受ける権利がありますので、出資持分を贈与する場合や相続が発生した場合、その持分に応じた評価をする必要があり、含み財産も評価の対象となります。

　医療法人の含み財産とは、たとえば当初医療法人に出資した金額が1,000万円だったとしても、その後利益が蓄積して繰越剰余金が5,000万円になったときは出資した1,000万円で評価するのではなく、出資した1,000万円に繰越剰余金5,000万円を加算した6,000万円で評価しますので、相続や贈与の場合、その含み益の評価額によって相続税額や贈与税額が変わってきます（図3）。

　含み財産がある場合に、死亡した医療法人の出資者が医師で役員であれば、役員退職金を支給することにより含み益を圧縮することが可能となります。

　役員退職金は、医師としての給与の後払い、職務執行期間における報酬の後払い、あるいは医療法人に対する功績の評価という側面があ

図3　出資金の評価の方法

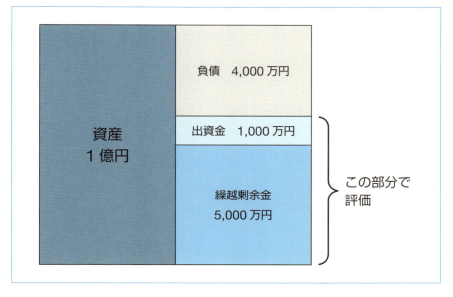

りますので、含み財産があるなしにかかわりなく、役員退職金を支給するか検討する必要があります。

相続税の申告にあたり、相続により退職金を受け取ったときは、

500万円×法定相続人の数

が非課税となります。

役員退職金の支給で気をつける点は、過大な役員退職金として法人税法で否認されないようにすることです。

役員退職金の適正額を算定するにあたり、平均功績倍率法等が用いられます。

▶ 平均功績倍率法とは、役員の最終報酬月額×勤続年数×平均功績倍率＝役員退職金の額をいいます。

● 実務上、功績倍率として2.0〜3.0が使われていますが、合理的理由があれば、それ以外の功績倍率を使用することも可能です。

　平均功績倍率法のほかにも、1年当たり平均額法や最高功績倍率法などがあります。

　含み財産を少なくすることが可能となる役員退職金が、過大な役員退職金として否認されないようにするために、支給した役員退職金の算定根拠（＝合理的な算出根拠）を説明できるようにしておく必要があります。

　また相続税の申告期限までに、持分の定めのある医療法人を「認定医療法人」（☞126ページ）にして、相続開始のときから相続税の申告期限までに、認定医療法人の持分の全部または一部を放棄しますと、放棄した持分に対応する相続税額はその相続人の相続税額から「医療法人持分税額控除額」として控除できますので、認定医療法人制度を利用して持分なし医療法人にすることも対策の1つとなります。

　ただし2014年10月1日から3年（2017年9月30日）の間に、移行計画を作成して厚生労働大臣の認定を受ける必要があり、医療法人の含み財産に対する相続税を回避するためだけに、持分の定めのある医療法人から持分の定めのない医療法人にするかは慎重な判断が必要です（☞130ページ）。

7 医療法人を譲り渡す場合の対策と注意点

> **Point**
> ■ 医療法人の譲渡価額には、資産や負債、職員の定着度など、さまざまな要素が反映される。
> ■ 社団形態の医療法人では、従来の社員の退社と購入者の入社という手続きが必要。

　後継者となるべき子どもが医師なので、親の医療法人を引き継ぐかというと、必ずしもそうとは限りません。諸々の事情から後継者が医療法人を引き継がない場合、現在ある医療法人を解散しないで譲り渡すことも検討する必要があります。

　医療法人を譲り渡しますと、医療法人の購入者が従来の場所で病院や診療所を続けるとは限りませんし、仮に従来の場所で続けるにしても、診療科目が異なる場合も出てきます。

　医療法人を譲り渡す場合は、購入する者の立場に立って、何のために医療法人を購入しようとするのか考えてみる必要があります。

　医療法人を購入しようとする者は、その医療法人を自分のめざす経営方針に合致させ、すでに経営している医療法人等がある場合はそれと連携させることにより、将来その医療法人からどれだけの収益が上げられるか採算性をふまえた綿密な事業計画に基づいて購入を決定するはずです。

　そこで医療法人を購入しようとする者は、基本的合意をする前に、まずその医療法人の決算分析をし、使用人の定着度、担保力等を勘案して、大まかな購入価額を算定しています。通常は不動産の価値自体

に関心はなく、仮に病院や診療所の敷地や建物が医療法人の持ち物だったとしても、その不動産価額だけで譲渡価額は決まらず、諸々の要素を織り込んだところで譲渡価額が決まります。

医療法人を譲り渡すにあたり通常の流れは、医療法人の譲り渡しに関して基本的な合意が得られた時点で「覚書」を締結します。

覚書は、理事長が医療法人を譲り渡すことになるので理事長を甲とし、購入者を乙として取り交わします。対象となる医療法人は丙として、丙の経営権の譲渡が覚書の対象となります。

医療法人を購入する者は、医療法人を購入するにあたり、「覚書」に「財産調査」の項目を入れますので、当然、何期分かの決算書と法人税の申告書の提出を求めてきます。

決算書で、資産や負債の調査、そして財務分析を行い、申告書を分析することにより過去の申告状況を確認し、その医療法人の内容や担保力を把握します。医師や看護師、事務局があればその事務局員の状況がどうなっているかは今後の医療を運営する上で欠かせないことですので、使用人の定着度についても調査します。

医療法人の譲渡価額を交渉する上で、それらの要素が譲渡金額に反映されることを知っておく必要があります。

また社団の医療法人は、「社員総会」が最高意思決定機関ですので、従来の社員には退社してもらい、新たに購入した人が社員として入社するという手続きが必要となります。

医療法人は、持分の定めのある医療法人と持分の定めのない医療法人があります。

持分の定めのない医療法人の場合、覚書の内容は、「経営権の譲渡」となりますが、持分の定めのある医療法人の場合は、併せて出資持分の譲渡が覚書に盛り込まれます。

当然のことながら覚書には、出資持分の譲渡の日までに各出資者の

同意を取り付け、すべての出資持分は乙に譲渡するという内容となります。個人で診療所や病院などの建物や敷地を所有している場合は、その使用している建物や土地についてどうするかの条項が入り、医療法人と一緒に譲渡する場合は、「乙に譲り渡す」とする条項が入ります。

　理事長が出資持分を持っていて、その医療法人の譲渡と同時に退職する場合は、理事長は退職金の支給を受けることとなり、退職金に対する退職所得と出資持分の譲渡による譲渡所得の税額が発生します。

8　医療法人を解散する場合の対策と注意点

> **Point**
> ■ 持分なし医療法人の残余財産は個人に返還されない。
> ■ 退職金の支払いなどで残余財産をできるだけ圧縮する必要がある。

　医療法人を解散するのは、後継者がいないときに、その医療法人を引き受けてくれる人がいない場合です。
　医療法では、社団たる医療法人の解散事由として、
①定款をもって定めた解散事由の発生
②目的たる業務の成功の不能
③社員総会の決議
④他の医療法人との合併
⑤社員の欠亡
⑥破産手続開始の決定
⑦設立認可の取消し
を定めています。
　厚生労働省は、「社団医療法人の定款例」というモデル定款を公表しています。医療法人は、知事（政令指定都市は市長）の認可により設立しますので、医療法人設立の認可を受けるためには、このモデル定款例に沿って定款を作成する必要があります。
　社員総会で解散決議をする場合、モデル定款では、「総社員の4分の3以上の賛成がなければ社員総会の決議をすることができない」としていますので、総社員の4分の3以上の賛成を受けなければなりま

せん。

また、「目的たる業務の成功の不能」や「社員総会の決議の解散」の場合は、「○○知事（政令指定都市の場合は市長）の認可を受けなければならない」としていますので、解散するには認可を必要とします。

合併や破産手続開始の決定による解散の場合を除いて、理事が清算人となります。ただし、社員総会の議決によって、理事以外の者を選任することができます。

清算人は、①現務の結了、②債権の取立て及び債務の弁済、③残余財産の引渡しの職務を行います。また「社員の欠亡」の解散の場合は、清算人は知事にその旨の届け出をする必要があります。

解散するにあたり気をつけなければならないのは、解散する医療法人が、持分の定めのある医療法人か持分の定めのない医療法人かによって残余財産の取扱いに違いがでてきます。

モデル定款によりますと、持分の定めのない医療法人の解散による残余財産は、合併や破産手続開始の決定による解散の場合を除いて、医療法人の残余財産は個人に返還されません（124ページ）。

持分の定めのない医療法人を解散する場合、解散する前の役員に退職金を支給することにより、残余財産をできるだけ圧縮することは可能です。気をつけなければならない点は、役員に支払った退職金が、過大な役員退職金として法人税法上否認されないよう、適正な退職金である旨を主張できる根拠を用意しておくことです。

持分の定めのある医療法人の場合も、適正な役員退職金を支払う必要がありますが、残余財産が生じたときは、出資者個人に出資持分に応じた額の払い戻しをします。

索引

あ
- 青色申告 …………………………………… 44
- 青色申告承認申請書 ……………………… 46

い
- 移行計画 …………………………………… 128
- 医師会 ……………………………………… 40
- 医療法人 ………………………… 80・96・118・140
- 医療法人を解散する場合 ………………… 144
- 医療法人を譲り渡す場合 ………………… 140

え
- 営業権 ……………………………………… 121
- M&A ………………………………………… 102
- 延納 ………………………………………… 70

か
- 開業費 ……………………………………… 40
- 解散 ………………………………………… 144
- 改装費用 …………………………………… 93
- 確定申告書 ………………………………… 44
- 家財 ………………………………………… 10
- 課税遺産総額の計算 ……………………… 67

き
- 基金拠出型医療法人 ……………………… 130
- 基金拠出型社団医療法人 ………………… 98
- 教育資金の一括贈与 …………………… 54・56
- 兄弟 ………………………………………… 114
- 記録の保存 ………………………………… 110

く
- 繰越剰余金 ………………………………… 136
- 繰延資産 …………………………………… 40
- グループ保険 ……………………………… 37

け
- 経営権の譲渡 ……………………………… 141
- 結婚・子育て資金の一括贈与 ……………… 54
- 結婚子育て信託 …………………………… 21
- 減価償却資産 ……………………………… 41

こ
- 後継者の育成 ……………………………… 76
- 公正証書遺言 ……………………………… 60
- 公的年金等控除額 ………………………… 31
- 国民年金基金 ……………………………… 32
- 個人情報 …………………………………… 47
- 個人情報保護委員会 ……………………… 47

さ
- 財産評価基本通達 ………………………… 2

し
- 自宅兼診療所 ……………………………… 93
- 自筆証書遺言 ……………………………… 60
- 死亡生命保険金 …………………………… 69
- 従業員の退職金 …………………………… 108
- 住宅資金の贈与 …………………………… 58
- 出資金 …………………………………… 9・80
- ジュニアNISA ……………………………… 24
- 純資産価額 ………………………………… 123
- 純資産価額方式 ………………………… 9・120
- 小規模企業共済 …………………………… 30
- 承継 ……………………………… 80・84・92・118
- 上場株式 …………………………………… 8
- 書画・骨董等 ……………………………… 10
- 新築する場合 ……………………………… 94

せ
- 生前贈与 …………………………………… 54

146

精通者意見価格 ……………………… 7	倍率方式 ………………………………… 4
生命保険 ……………………………… 36	
全国保険医休業保障共済会 ………… 34	**ひ**
全国保険医団体連合会 ……………… 34	秘密証書遺言 ………………………… 60
	標準企業者報酬額 …………………… 123
そ	
相続時精算課税 …………………… 13・14	**ふ**
相続税の基礎控除 …………………… 19	含み財産 ……………………………… 136
贈与税の基礎控除 …………………… 54	物納 …………………………………… 70
贈与税の配偶者控除 ………………… 55	扶養控除等申告書 …………………… 51
贈与税非課税基準 …………………… 133	
	へ
た	閉院 …………………………………… 102
貸借対照表 …………………………… 46	平均功績倍率法 ……………………… 137
退職所得控除額 ……………………… 28	平均利益金額 ………………………… 122
建物賃貸借契約書 …………………… 86	
	ほ
て	保険医休業保障共済保険 …………… 34
テナント ……………………………… 94	保険医年金 …………………………… 91
電話加入権 …………………………… 10	
	ま
と	マイナンバー ……………… 46・109・110
特定個人情報 ………………………… 47	マイナンバーの破棄 ………………… 51
特定個人情報取扱規程 ……………… 47	
特定役員退職手当等 ………………… 28	**み**
取引相場のない株式 ………………… 9	みなし相続財産 ……………………… 13
に	**も**
認定医療法人 …………………… 126・130	持分あり医療法人 …………………… 120
	持分なし医療法人 …… 124・126・130・144
の	
納税資金 ……………………………… 64	**ゆ**
	遺言執行人 …………………………… 61
は	遺言書 ………………………………… 60
配偶者の税額軽減措置 ……………… 66	遺言信託 ……………………………… 22
売買実例価額 ………………………… 7	

よ
預貯金 ………………………………… 8

り
リース契約の処理 …………………… 108
理事長の交代 ………………………… 118

る
類似業種比準方式 …………………… 9・120

れ
暦年課税 ……………………………… 14
暦年贈与 ……………………………… 55

ろ
路線価方式 …………………………… 3

著者略歴

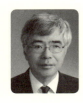

益子良一（ますこ　りょういち）

1972年 3月　神奈川大学法学部法律学科卒業
　76年 3月　税理士登録、益子良一税理士事務所開業
2014年10月　税理士法人コンフィアンス　代表社員税理士（現職）

・東京都立大学法学部講師、神奈川大学講師、神奈川大学法科大学院講師（税法担当）を経て、2007年4月より専修大学法学部講師
・1992年1月より全国保険医団体連合会外部参与
・2013年4月より東京地方税理士会相談役

著書

『3訂版 Q&A 医療機関の税務相談事例集』（共著・大蔵財務協会）
『新訂 民法と税法の接点』（編著・ぎょうせい）
日本医事新報　特集「医療機関のマイナンバー実務」（日本医事新報社）
月刊保団連　連載「経営・税務誌上相談Q&A」（全国保険医団体連合会）

その他、税務問題について雑誌等に執筆

Dr.のための相続・事業承継ガイドブック

定価（本体2,000円＋税）

2016年8月19日第1版発行

■著　者　益子良一
■発行者　梅澤俊彦
■発行所　日本医事新報社
　　　　　〒101-8718　東京都千代田区神田駿河台2-9
　　　　　電話　03-3292-1555（販売・編集）
　　　　　ホームページ　www.jmedj.co.jp
　　　　　振替口座　00100-3-25171
■表紙デザイン　大矢高子
■印　刷　ラン印刷社

Ⓒ Ryoichi Masuko 2016 Printed in Japan
ISBN978-4-7849-5583-1　C3047　￥2000E

本書の複製権・翻訳権・上映権・譲渡権・公衆送信権（送信可能化権を含む）は（株）日本医事新報社が保有します。

JCOPY　＜（社）出版者著作権管理機構　委託出版物＞
本書の無断複写は著作権法上での例外を除き禁じられています。複写される場合は、そのつど事前に、（社）出版者著作権管理機構（電話 03-3513-6969、FAX 03-3513-6979、e-mail:info@jcopy.or.jp）の許諾を得てください。